Jürgen Trott-Tschepe

Mensch und Duft im Elementen-Kreis

Feuer, Wasser, Luft und Erde in der Psycho-Aromatherapie

Verlag Grundlagen und Praxis
Leer, Ostfriesland

Voll Liebe und Dankbarkeit meiner Frau
und meinen Kindern gewidmet

1. Auflage 1993

Umschlaggestaltung: Urte von Bremen, Berlin

Druck: A. Bretzler, Emden

Printed in Germany

ISBN 3-921229-70-7

Inhalt

Vorwort

Sinn und Anwendung dieses Buches

So wie wir in unserem Körper und unserer Sprache unser inneres, seelisch-geistiges Befinden und Wahrnehmen der Welt ausdrücken, so zeigen die Duftpflanzen ihr Wesen, ihre *Seele* und ihren *Geist* vor allem in ihrem Duft. Das ist mein Ansatz für eine psychosomatisch-ganzheitlich orientierte Aromatherapie. Es waren u. a. die Begegnungen mit meiner Lehrerin der Aroma-und Phytotherapie, Susanne Fischer-Rizzi, und die lehrreiche Arbeit mit meinen Patienten, die mich zu der Gewißheit brachten:

a) Duftöle sind hervorragende *Medien* für eine individuelle Therapie. Die Jahre, in denen ich in der Praxis Erfahrungen mit ihnen gesammelt habe, machen Freude und Sinn. Diese weiterzugeben ist mein Anliegen, auf daß Sie als Laien und Therapeuten eine Hilfe erhalten zum individuellen Umgang mit dem so reichen Schatz der Duftöle und auch zum Verständnis der inneren, persönlichen Zusammenhänge zwischen dem *Medium Duft* und Ihnen selbst.

b) *Unsere individuelle*, unsere unteilbare, also immer als Körper, Seele und Geist lebende und erlebende Persönlichkeit scheint je nach Situation auf all diesen Ebenen jeweils unterschiedlich zu reagieren, sich anzupassen, sich zu verändern. Und doch zeigen sich im Laufe des Lebens bestimmte Grundreaktionsmuster, die sich durchziehen und letztlich immer wieder zu ähnlichen Ergebnissen führen. Diese Muster sind nicht scharf voneinander abgegrenzt, sondern fließender Natur, und sie scheinen in einem besonderen Rhythmus ineinander übergehen zu wollen, ähnlich dem Lauf der Jahreszeiten in unseren Breiten.

Es gibt sehr viele Bezeichnungen dieser *Muster* und Theorien dazu, doch geht es hier nicht um eine wissenschaftliche Terminierung. Ich möchte vermitteln, daß jede Leserin, jeder Leser einen Zugang zu diesen eigenen elementaren Mustern oder *Element-Bildern*, wie ich sie nenne, haben kann und zum Beispiel durch die im Augenblick stimmige Wahl des Mediums oder *Spiegels* Duftöl, das in seiner Eigenart ebenfalls elementartige Wesenszüge besitzt, sie zu unterstreichen, zu stärken oder auszugleichen imstande ist.

c) Das *Muster* können wir auch *Temperament* nennen. Dieses Temperament findet in der Natur in seinem *Element* seine Entsprechung. Ich habe in meinen Kursen immer wieder die Erfahrung machen können, daß die meisten Menschen ein recht deutliches Empfinden für die Naturelemente haben und intuitiv deren Eigenarten begreifen. Schnell äußern wir ein ganz persönliches Verhältnis zu den Elementen, den Naturgewalten. Daß da Vulkane in uns brodeln, Stürme toben, Wogen aufbrausen oder es in uns bebt, spüren oder ahnen wir bisweilen, so daß wir nicht nur durch den Ausdruck der Sprache darauf kommen, daß unsere *Innenwelt* (Mikrokosmos) ein Teil unserer *Außenwelt* (Makrokosmos) sein könnte.

d) Durch ein stimmiges *Einverleiben* eines winzigen, aber sehr heilsamen Teils der Außenwelt, z. B. in Form von Düften (vgl. auch Farben, Klänge u. ä. m.), schwingen wir mit einem Naturimpuls mit. Ich möchte in diesem Buch diese duftenden Impulse beschreiben und zu Ideen anregen, wann ein solches Einverleiben stimmig und damit heilsam ist und wie es aussehen kann.

e) Eine Elementen-Diagnostik und -Therapie mittels Duftölen ist nur *ein* Beispiel für die breite Palette der Möglichkeiten. In gewisser Weise geht man in der Homöopathie ähnlich an das dem Patienten nächstliegende Mittel heran, und auch in der anthroposophischen Heilkunde und -pädagogik finden wir ein vergleichbares Verfahren wieder. So wünsche ich mir einen konstruktiven Austausch mit anderen Therapierichtungen, in denen temperamentgemäß gearbeitet wird (s. auch Kap. 5).

Wie können Sie möglichst praktisch mit diesem Buch umgehen?

Sollten Sie zum Luft-Temperament gehören, werden Sie vielleicht erst einmal alles überfliegen ... Doch machen Sie Halt bei Kap. 3, picken Sie ein, zwei Düfte Ihrer momentanen Neugierde heraus und wandern Sie dann in die entsprechenden Elementbeschreibungen in Kap. 2. Der geistige Hintergrund in Kap. 1.2 und 1.3 ist recht interessant, und die spielerischen Ein-Übungen aus 1.4 werden Sie animieren ...

Erde-Menschen empfehle ich hingegen die Kap. 1.1 und 1.3, denen dann die etwas handfesteren Kap. 4.2 ff. folgen sollten. Letztere Kapitel, vor allem 4.6 oder 4.7, könnten die feurigeren Temperamente unter Ihnen sogleich in die Tat umsetzen, während der eine oder andere *Wasser*-Mensch wohl erst einmal in Kap. 2 hängenbleibt oder einige besonders gefühlvolle Duftskizzen aus Kap. 3 auswählt. (Ganz erfrischender Tip als wohlige Leseunterbrechung: Versuchen Sie bei sich selbst zwischendurch die Gesichtsmassage, die in Kap. 4.5 kurz beschrieben ist.)

Lesern aus therapeutischen Berufen lege ich die Skizzen aus Kapitel 4.1 nahe und auch die praxisorientierten Kapitel 4.2 f. und vor allem Kap. 5.

Mein Erfahrungsschwerpunkt im Umgang mit ätherischen Ölen liegt im psychosomatischen Bereich; folglich unterscheidet sich dieses Buch insofern von anderen, als daß keine Auflistung spezieller Körpersymptome und ihrer möglichen Behandlungsöle noch Indikationen ätherischer Öle und deren schulmedizinischer Einsatzbereich bei speziellen Krankheiten zu finden ist.

Es finden sich auch keine klinisch abgesicherten Fallberichte in diesem Buch. Hier sind die Erfahrungen langjähriger Praxisarbeit zusammengefaßt. Sie erheben aber keinerlei wissenschaftlich verifizierten Anspruch. In den Schilderungen der Elementenbilder habe ich mich von vielen Dichtern und Denkern vorwiegend unseres Kulturkreises inspirieren lassen; bei der Arbeit mit den Aromaölen leitet mich immer wieder neu die individuelle Eigenart der Patienten, so daß intuitiv die in diesem Buch geschilderten Aromabilder entstanden, die zwar aromatherapeutischen Überlieferungen in ihren Grundzügen entsprechen, jedoch fließender Natur sind und deshalb jedes Bild lebendig-flexibel zu handhaben und nicht als pharmazeutische Studie in so und so vielen Fällen pauschal übertragbar ist. So mögen es mir die Exaktheit schätzenden *Luft*- und *Erde*-Menschen auch verzeihen, wenn mancher medizinische oder biochemische Fachbegriff nicht hundertprozentig paßt, wie z. B. mein laxer Umgang mit den Begriffen Duftöl, ätherisches Öl und Duftessenz (unterschiedliche Bezeichnungen weisen auf die verschiedenen Gewinnungsarten hin). Ich verwende *Essenz* im wörtlichen Sinne von *essentia*, lat. = das Wesentliche, das Wesenhafte (der Duftpflanze).

Hier kommen also therapeutisches Wissen und Erfahrung, Intuition, Poesie und das unfaßbare Geheimnis der heilsamen Begegnung zwischen Mensch und Heilmittel zusammen und münden in eine Ihnen - so hoffe ich - *schmackhafte*, bildsame Lektüre.

1. Einleitung

1.1 Vom heilenden Sinn unserer Sinne
Unsere Wahrnehmung im Lichte antiken Heilverständnisses
Heilen via Geruchssinn?

Die Dinge und Geschehnisse unserer Welt werden für uns erst wirklich, wahr und sinn-voll, wenn wir eine Sinneswahrnehmung für sie haben.

Der griechische Naturphilosoph, Arzt und Dichter Empedokles, der im 5. Jh. v. Chr. auf Sizilien lebte, erklärte die Sinneswahrnehmungen mit dem in der damaligen Medizin weit verbreiteten Grundsatz, Gleiches werde nur von Gleichem wahrgenommen. Auf den Sehvorgang bezogen, heißt das z. B., daß wir das Licht und alles Strahlenerhellte mit unseren widerstrahlenden, *sonnengleichen* Augen wahrnehmen. - Eine Vorstellung, die Goethe später so formulierte:

> „Wär' nicht das Auge sonnenhaft,
> Die Sonne könnt es nie erblicken."

(Zahme Xenien III)

Damals wurden zu einem besseren Verständnis des Menschen und seiner Welt die vier Grundelemente Luft, Feuer, Erde und Wasser zum ersten Male in der westlichen Kultur zu einer Lehre zusammengefaßt. Keines der Elemente hatte nach Empedokles Übergewicht über ein anderes. Über ihre *Vermischung*, durch die alle Dinge entstehen (s. unten), regiere, im Sinne eines Naturgesetzes verstanden, die Liebe, während der Haß diese Vermischung wieder trenne (nach G. Harig).

Sechs Jahrhunderte später entwickelte ein Arzt und Philosoph aus Rom diese Lehre konsequent und umfassend weiter zu einem bis in die Neuzeit gültigen heilkundlichen System. Er hieß Claudius Galenus. Beeinflußt von griechischen Gelehrten wie Aristoteles, Platon und Hippokrates, beschrieb er unsere Sinnesorgane schließlich in folgenden Elementen-Zuordnungen:

Ausgehend von der den Elementen bzw. den ihnen zugeordneten *Primärqualitäten* (nach Temperatur und Konsistenz) entsprechenden Beschaffenheit der Dinge, die sinnlich wahrgenommen werden, schließt er auf die gleichartige Beschaffenheit der Sinnesorgane. So galt der Ge-Sichts-Sinn als lichtartig (Element Feuer), das Gehör als luftartig (Element Luft), der Geruchssinn als dampfartig (Elemente Luft, Wasser und Feuer), der Geschmackssinn als feucht (Element Wasser) und der Tastsinn als erdartig (Element Erde). (Galen: Über die Lehrmeinungen des Hippokrates und des Platon, Buch VII. In: Antike Heilkunst)

Die Auffassung, daß jedem Wahrnehmungsorgan ein bestimmter Bereich beigeordnet werden kann, findet sich wieder in einem im 19. Jh. entdeckten, bis heute gültigen *Gesetz der spezifischen Sinnesenergie.* (nach: Antike Heilkunst. Siehe Anhang.)

Hier soll es uns vor allem um den Riechsinn gehen. Er wird von Galenus als *dampfartig* beschrieben. Damit liegt er zwischen dem *luftigen* Gehör, dem *feuchten* Geschmacksorgan und dem *lichten* Sehsinn. Düfte könnten wir folglich *geschmackvolle, helle Klänge* nennen oder auch wie *klingende Würze* empfinden. Gerade Menschen mit einem entsprechend ausgeprägten Sinn für einen derartigen Elementarausdruck können das Wesen der Gerüche besonders gut aufnehmen.

Dampf ist, vereinfacht gesagt, heiße, durchfeuchtete Luft (vgl. Kap. 1.2, Zitat Aristoteles). Galenus' Beschreibung des Riechsinns als *dampfartig* ist antiquiert, nicht aber die der physiologischen Voraussetzungen für eine gute Geruchswahrnehmung: Auf unserem meist gut temperierten Riechepithel an der oberen Nasenhöhlendecke liegt ein leicht angefeuchteter Schleimfilm. In diesem Milieu entfalten sich die mit jedem Atemzug einströmenden Düfte am besten.

Menschen, die sich gerne und regelmäßig mit allerlei Wohlgerüchen umgeben, in sie eintauchen, mit ihnen davonschweben oder sich von ihnen erwärmen lassen, sind entweder gerade in dem entsprechenden Element Luft (und evtl. auch in Wasser oder Feuer) zuhause oder wollen im therapeutischen Sinne Aspekte dieser Elemente stärken. Bekannte Duftölanwendungen wie Inhalationen (Verdampfungen), Bäder oder feucht-heiße Packungen sind naheliegend. (Der *Erde*-Aspekt wird besonders durch das erdhafte *Befühlen* der Heilöle bei Massagen begreifbar.)

Daraus kann eine elementenorientierte Aromatherapie entstehen. Sie kann als gesamte Heilmethode vorhandene Element-Qualitäten bestärken (vor allem im Bezug auf *Luft*, *Feuer* und *Wasser*) und auch gegebenenfalls einen

Mangel ausgleichen helfen. Sie kann mit den einzelnen Duftölen in einem den ganzen Menschen umfassenden Sinn vorbeugen und heilen, d. h. bzgl. jeder Elementen-Konstellation therapeutische Impulse geben.

Sehr einleuchtend beschreibt Georg Harig das *medizinische System Galens*, das sich keineswegs überlebt hat und hervorragend darauf eingeht, wie Behandlung aufgebaut sein sollte: Allem voran geht die Gesundheitsförderung, dann folgt die Krankheitsbehandlung. (Siehe in Kapitel 6 Zitat aus: Georg Harig: Das medizinische System Galens.)

In den folgenden Kapiteln können Sie sich nun einlesen in die geheimnisvollen Zusammenhänge zwischen den Naturelementen und unseren Temperamenten, um die die alten Heiler wußten und die sie in den *Elementen-Kreis* als Orientierung für jede Therapie einordneten.

1.2 Alles ist miteinander verbunden: der Mikrokosmos Mensch und der Makrokosmos der Welt in Temperament und Element

„Was immer ihr dem Gewebe der Erde antut,
das tut ihr euch selbst an."

(Weisheit aller Kulturen)

Die griechische Naturphilosophie zu Beginn unserer westlichen Zeitrechnung besagte, daß alle Dinge in einer bestimmten, von Naturgesetzen geordneten Mischung (Krasis) der Elemente entstehen und miteinander verbunden sind. Die gesamte reelle Welt ist von den Grundelementen Luft, Feuer, Erde und Wasser zusammengesetzt und geprägt. Die Welt alles Seienden im gesamten Kosmos (Makrokosmos) ist in ihrer Zusammensetzung letztlich von dieser Mischung der Elemente ebenso gestaltet wie der *kleine Kosmos*, aus dem wir bestehen: dem Mikrokosmos des Menschen selbst.

Um 1500 n. Chr. lehrt der höchst vielseitig gelehrte Heilkundige Paracelsus, der Mensch als Mikrokosmos enthalte „... als Abbild und Sohn des Makrokosmos alle Wesensteile desselben". (Seine *Elemente* im Makrokosmos waren v. a. astrologischer Art.) Menschen aller Kulturen haben sich mit diesen geheimnisvollen Gestaltungszusammenhängen befaßt und ihre Erkenntnisse meist auch weiterüberliefert.

Dreihundert Jahre nach Paracelsus faßt J. W. v. Goethe sie auf wunderbare Weise in jenen Worten zusammen, die der Grundrahmen für eine Naturwissenschaft und auch Heilkunde im ganzheitlichen Sinne sein sollten:

Müsset im Naturbetrachten
Immer eins wie alles achten;
Nichts ist drinnen, nichts ist draußen,
Denn was innen ist, ist außen.
So ergreifet ohne Säumnis
Heilig öffentlich Geheimnis.

(Epirhema, 1820)

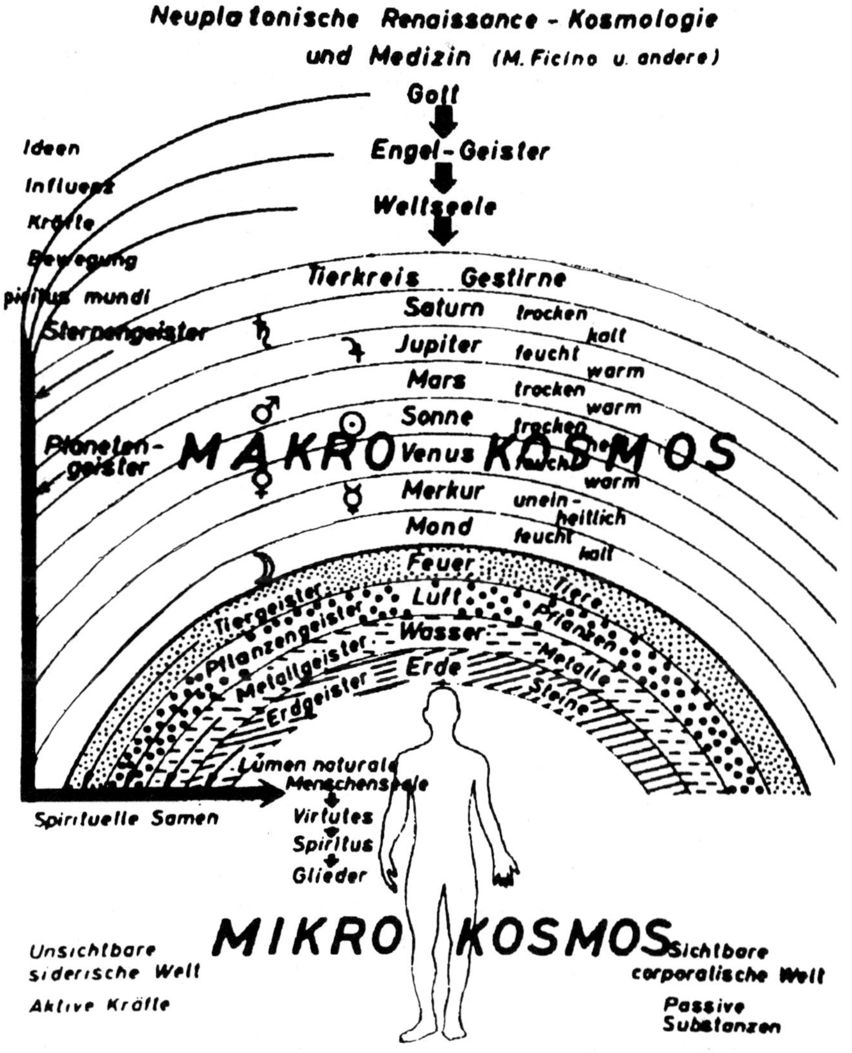

Das Neuplatonische Kosmosbild und Mikrokosmos Mensch

Also repräsentiert unsere In-Welt, unser Körper-, Geist- und Seelenwesen die Elemente „wie alle Körper auf der Erde", wie es auch Hippokrates, der Vater der europäischen Medizin, sah. Seiner Vorstellung nach sind die Elemente im menschlichen Körper durch vier *Kardinalsäfte*, die *Humores*, vertreten, nämlich *Blut* (Luft), *gelbe oder rote Galle* (Feuer), *schwarze Galle* (Erde) und *Schleim* (Wasser), die dieselben Grundeigenschaften bzw. *Primärqualitäten* besitzen wie eben die ihnen zugeordneten Naturelemente. Nach der philosophisch-naturwissenschaftlichen und medizinischen Tradition von der römischen und griechischen Antike über das Mittelalter bis in die Neuzeit mit ihrer Symbolarbeit in der modernen Psychotherapie gestalten diese elementaren Grundqualitäten die Person eines jeden Menschen in seinem Wachen und Schlafen, Jungsein und Altsein, Leben und Sterben sowie seine individuellen Merkmale in Gesundheit und Krankheit. Diese Grundqualitäten - es klingt sehr einfach - sind nun *feucht* und *trocken*, *kalt* und *warm*. Wir werden noch ausführlich im Kap. 2 auf sie zurückkommen.

Die gleichmäßige Mischung aller Qualitäten nannte man *Eukrasie*. Die *Dyskrasie* ist demnach ein Ungleichgewicht im Mischungsverhältnis und bringt damit die Möglichkeit mit sich - die *Disposition* - zu erkranken.

Der Philosoph und Arzt Aristoteles sah die Elemente in einer dynamischen Bewegung, „... in der sie durch ihre entgegengesetzten Qualitäten aufeinander wirken, wodurch ein Element in ein anderes übergehen und aus einem anderen entstehen kann ..."

Aristoteles erklärt die sich „... ergebenden Verbindungen mit folgenden Worten: ‚... die vier Verbindungen der Elemente ... stimmen vernünftigerweise mit den einfachen sinnlich wahrnehmbaren Körpern überein, mit dem Feuer, der Luft, dem Wasser und der Erde; denn das Feuer ist warm und trocken, die Luft warm und feucht (denn die Luft ist gewissermaßen Dampf), das Wasser kalt und feucht und die Erde kalt und trocken ...'" (G. Harig: Das Medizinische System.)

Wie die antike Heilkunst diese Dynamik der Elemente begriffen hat, zeigt Hippokrates recht plastisch und uns etwas seltsam anmutend am Beispiel des Einflusses, den der Rhythmus der Jahreszeiten auf den Menschen ausübt. (Siehe Zitat in Kapitel 6 aus: Antike Heilkunst)

Die Mischung der Säfte bzw. Elementenqualitäten erstrebt in jedem Menschen ein für ihn *rechtes Maß*, lateinisch *temperamentum* genannt. Von allerlei Lebensfaktoren bestimmt und beeinflußt, entwickelt sich bei jedem ein ganz individuelles *Elementen-Gemisch*, eben sein Temperament, das aus den Qualitäten meist mehrerer Elemente zusammengesetzt und im Laufe eines Lebens mit der Chance der Wandelbarkeit versehen ist wie auch mit der der Freiheit, sich mit allen Elementen in Verbindung zu bringen.

Bäume gelten als Vorbilder eines mit den ewigen Gesetzen der Naturelemente einig gewordenen Lebens. Das nachfolgende Gedicht hat dieses *Einverständnis* mit den Elementen zum Inhalt:

Baumleben

Wie leben Bäume mit dem wechselnden Licht des Tages -
mit der Sonne, die sie durchstrahlt,
mit dem Wind, der sie durchstreift,
mit dem Regen, der ihr Laub glänzend erfrischt
oder mit dem Sternenhimmel?
Mit den Vögeln, die von ihnen zum Himmel aufsteigen,
mit vielerlei Getier zwischen Wurzeln,
Stamm und Zweigen?
Still, festgewurzelt in der Erde
und doch ständig wachsend in Bewegung,
mit allen Elementen in Verbindung,
Kräfte empfangend aus Erde und Wasser,
von Sonne und Mond, Winden und Lüften,
der Kälte wie der Wärme ausgesetzt.
Kein anderes Lebewesen spiegelt
den Kreislauf des Jahres wie sie:
im Steigen ihrer Säfte, im Schwellen ihrer Knospen,
in ihrem zarten Frühlingsgrün und himmlischen Blühen,
in ihrem Fruchtüberfluß und flammenden Herbstlaub,
ehe sie ihr Leben ganz in sich zurückziehen.
Und in der großen Winterruhe, die sie überkommt,
bereiten sie den neuen Frühling vor.

(aus: Gerda Gollwitzer: Botschaft der Bäume)

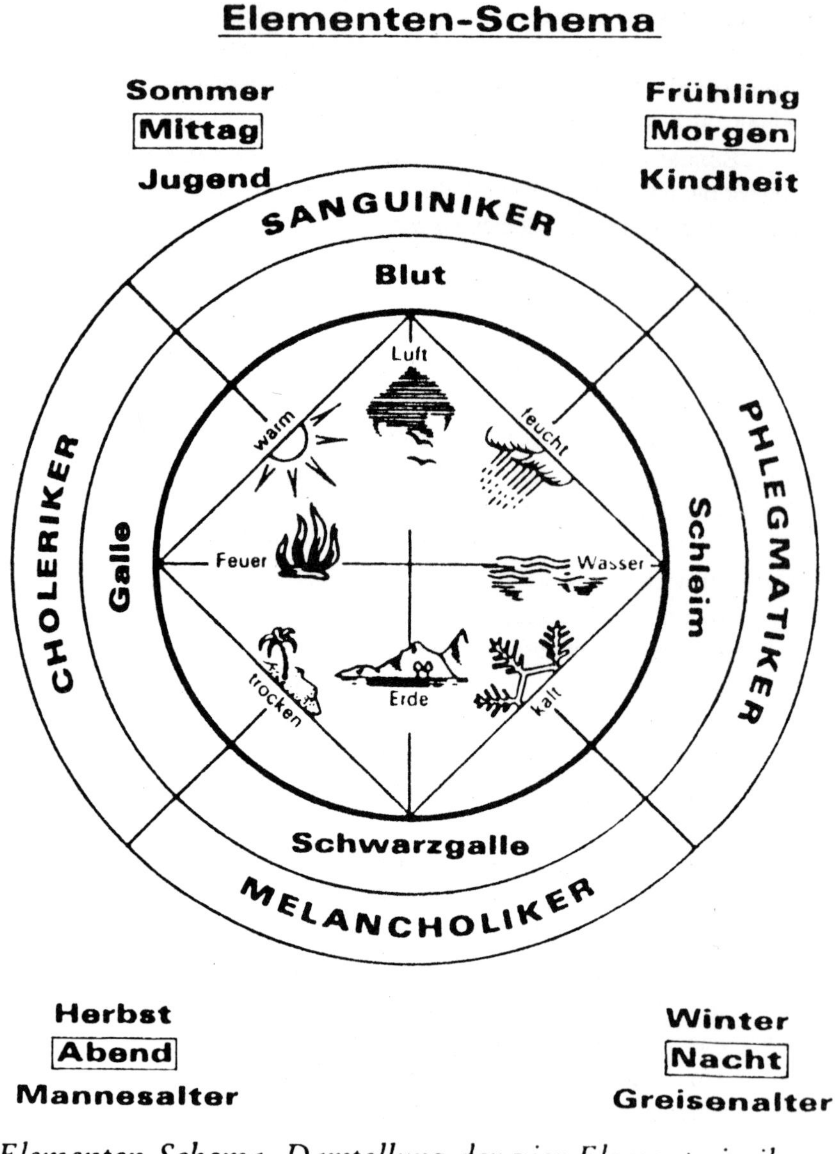

Elementen-Schema. Darstellung der vier Elemente in ihrer Verflochtenheit mit den Säften, den Temperamenten, den Lebensaltern und Jahreszeiten

(aus: H. Schipperges: Der Garten der Gesundheit)

1.3 Der Elementen-Kreis

Von den Wandlungsphasen und Rhythmen der Elemente

Verstehen wir also die *elementae* wie die antiken Heiler als *Ur-Sachen* und Impulsgeber allen Seins, gleichermaßen als göttliche Schöpfungswerkzeuge, die in allem kreisen und alles formen. (Im Indischen gibt es für das Wort *Element* den Sanskrit-Begriff *tattwa*, was heißen soll *Ur-Schwingungszustand*).

Mit einem solchen Verständnis im Hintergrund und der erwähnten Vorstellung eines dynamischen Ineinanderfließens der Elementenqualitäten können wir einen *Kreis der Elemente* formen. Eine Orientierung am Elementen-Kreis kann helfen, vielfältige Phasen und Entwicklungen allen Seins, aller Lebewesen und insbesondere des Menschen in seinem jeweiligen Ausdruck und seiner Wesenhaftigkeit zu erkennen, und sie kann begreifen helfen, welche Möglichkeiten darin liegen.

Roslyn Poignant's Vers illustriert diesen *Ur-Kreis* des Lebens mit den bedeutsamen Worten:

> Von der Empfängnis zum Wachstum
> Vom Wachstum zum Schwellen
> Vom Schwellen zum Gedanken
> Vom Gedanken zur Erinnerung
> Von der Erinnerung zum Bewußtsein,
> zum Verlangen.

(Ozeanische Mythologie)

Achtung, werter Leser, sollten Sie *Wasser*-Mensch sein, folgt nun eine Herausforderung für Sie:

Es kommt bei der Betrachtung von Menschen so gut wie nie ein Element *rein* bzw. unvermischt vor. So werden wir im Elementen-Kreis vor allem auch deren Mischpaare zu betrachten haben - aber vielleicht macht Ihnen gerade das Ineinanderfließen Freude? Bei diesen Mischpaaren verstehen wir das zuerst genannte Element immer als die *Grundprägung*, die uns beim Lebensbeginn schon mehr oder minder deutlich auszeichnet. Das ist sozusagen unser *Startkapital* auf unserer Reise durch den Elementen-Kreis.

Erde-Menschen, die Sie eine beständige Ordnung schätzen: Jede Elementeneinordnung kann nur Momentaufnahme sein, keine feste Schablonierung; nichts bleibt, wie es war, der Elementen-Kreis entspricht der Dynamik des Lebens, das festgelegte Schemata nicht kennt. Doch immerhin: Das Grundelement bleibt wohl unsere beständige Brille, durch die wir die anderen Elemente wahrnehmen. So kommt es also immer auf unsere Wahrnehmungsperspektive an; ihrer müssen wir uns bewußt sein.

Wir können also auch die Duftstoffe, die ätherischen Öle an sich als bittere, scharfe, feurige Substanzen empfinden, die Schleimhäute zu verätzen imstande sind, aber unter dem medizinischen Aspekt antibiotisch und hämatisierend wirken (Element Feuer). Diese Sichtweise selbst wäre wiederum erdhafter Natur. Von der luftig-wasserhaften Art ist sicherlich eine Lobeshymne auf die Duftöle als himmlische Essenzen, die unser Körper-Seele-Geist-Wesen feurig anregen, erdhaft beruhigen oder in wasserhaftes Träumen versetzen können.

Das zweitgenannte Element ist wie unser Nachname: Er deutet auf die Einflüsse des Milieus hin, der spezifischen Umwelt, die uns ständig formt und auf die wir ganz individuell reagieren. Diese Reaktionsmuster verbinden sich mit unserer Grundprägung (quasi dem *Vornamen*) und ergeben eine einzigartige, *elementare* Persönlichkeit.

Dem *fünften* Element, dem Äther als dem kosmischen Element, sind wir bislang noch gar nicht begegnet (im Elementen-Kreis die Mitte): Es wird fälschlicherweise oft der *Luft* beigeordnet, doch wurde es als erstes und höchstes Element bald losgelöst und als Quintessenz der Prinzipien aller anderen Elemente verstanden, die es gleichwohl geschaffen hat, durchdringt und erhöht.

Die Vorstellung von fünf Elementen ist in unserer Kultur fast verloren gegangen. Sie entspricht in ihrer Fünfzahl dem uralten Wissen um Vollkommenheit und Harmonie in Kosmos, Natur und Mensch. Sie spiegelt somit den geistig-spirituellem Charakter des Elementen-Kreises wider.

(Von 5 Jahreszeiten ausgehend haben die alten Chinesen die 5 Elemente bzw. *Wandlungsphasen* Erde, Feuer, Wasser, Holz und Metall in ihre Heilkunde übertragen - vergleiche auch die 5 Elemente im indischen Ayurveda -, die sich aber nur teilweise mit dem europäischen Verständnis und Erleben decken; auf sie will ich daher hier nicht eingehen. Entsprechende Literatur s. Anhang).

Immer wieder sich verändern - das ist das Wesen des Elementen-Kreises selbst. Er dreht sich, und die Elemente gehen, wie durch einen unendlichen Rhythmustakt getrieben, immer neu ineinander über (siehe auch: Jahreszeiten, Lebensalter, weibliche Periode, Atmung, pflanzliche Photosynthese, etc.). Freisein von Fixierungen, das drückt ein ähnliches Bild aus, nämlich das *Heilige Medizinrad* der Indianer: ,,In unserer Vision werden die Menschen nicht auf ihren ursprünglichen Standort ... festgelegt. Sie werden nicht immer die Stärken oder Schwächen einer einzigen Position auf dem Rad in sich tragen. **Sie müssen den Kreis so weit wie möglich umwandern, um die Lehren, Anforderungen, Stärken und Schwächen so vieler Positionen wie möglich zu erfahren. Jeder Standort birgt etwas Neues in sich, das ihr Leben bereichern und erweitern wird.** Die Essenz des Medizinrades ist Bewegung und Veränderung. ... Du kannst dein eigenes Wachstum nur dann anhalten, wenn du an den Kräften einer Position festhältst und dich weigerst, sie wieder loszulassen. Wenn du dies tust, blockierst du deine eigenen Kräfte und erschwerst es deiner Umwelt, ihre Reise fortzusetzen.“
(Aus: Sun Bear: Das Medizinrad)

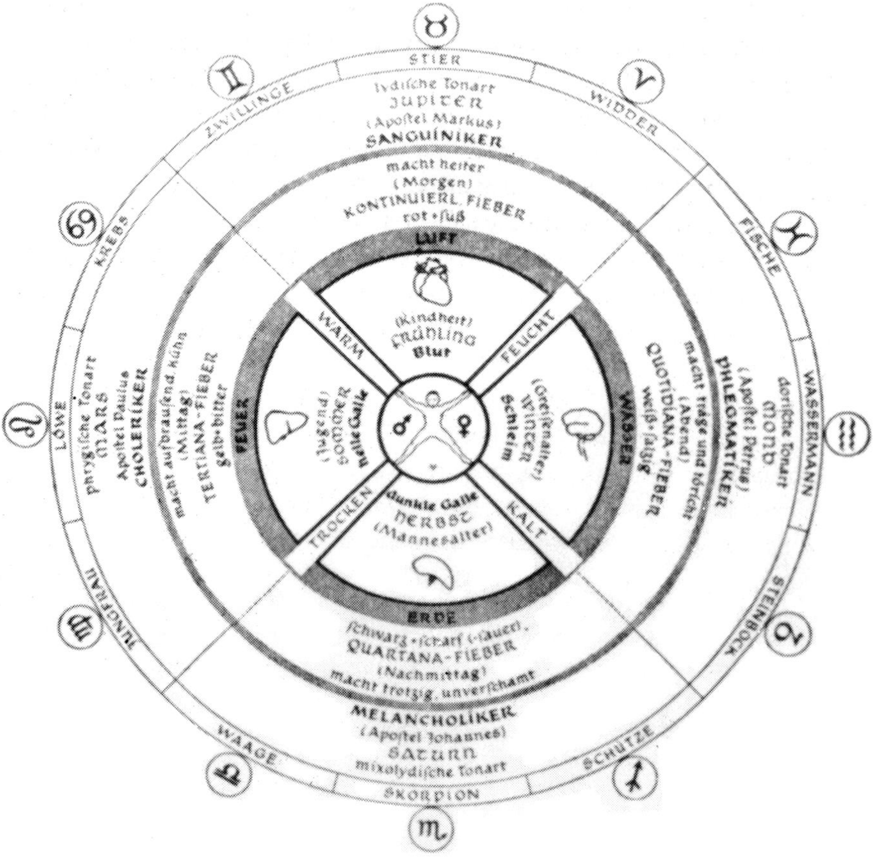

Viererschema der Zuordnung von Säften, Qualitäten, Elementen, usw., nach dem Corpus Hippocraticum mit galenischen und mittelalterlichen Erweiterungen, die im Laufe der Jahrhunderte uneinheitlich zugeordnet wurden (nach: K. Rothschuh: Konzepte der Medizin)

1.4 Einübungen in den Elementen-Kreis

In der modernen Psychotherapie und Psychoanalyse haben Symbole, Bilder, spontane Assoziationen einen hohen Stellenwert. Sie haben häufig einen *archetypischen* Charakter (nach C. G. Jung u. a.), d. h. sie entstammen einer potentiell allen Menschen zugänglichen Welt der Urerfahrungen des Lebens. Wenn wir uns spielerisch-assoziativ den Elementen annähern, können wir solche Urerfahrungen machen. Dann können wir uns auf eine zeitlose Reise durch den Elementen-Kreis begeben, und sie wird unseren Horizont wie jede Reise erweitern.

Ziehen Sie sich für diese Übungen an einen Ort zurück, an dem Sie sich ungestört und bequem auf sich selbst besinnen können.

1. Übung:

Fragen Sie sich dort, wo Sie sich gerade aufhalten: Wo liegen die vier Himmelsrichtungen?
Welche fällt Ihnen zuerst ein? Wenden Sie sich dieser Richtung zu, schließen Sie die Augen und konzentrieren Sie sich darauf, was Ihnen vielleicht zu dieser oder zu einer weiteren Richtung einfällt (Erlebnisse, Eigenschaften, Sympathie/Antipathie).

2. Übung:

Welche Jahreszeit ist gerade? Welches Klima, welches Wetter? Schließen Sie die Augen und lassen Sie vor Ihrem inneren Auge alle spontanen Einfälle dazu Revue passieren.

3. Übung:

Eine Reise mit dem *inneren Auge*:
Stellen Sie sich diejenige Landschaft vor, in der sie gerade am liebsten wären, in der Sie sich am ehesten erholen können.
Gehen Sie in Ihrer Vorstellung in dieser Landschaft spazieren:
Wie fühlt sich der Boden an (weich, hart, sandig ...)? Was umgibt Sie (Wiese, Wald, Berge, See, Wasserfall, Strand, Straße ...)? Welche

Geräusche, welche Farben wiegen vor? Was wünschen Sie sich, dort tun zu können? Ist Ihnen nach Bewegung oder Ruhe, Begegnung oder Alleinsein?
Welche(s) der Naturelemente nehmen Sie am deutlichsten wahr?

4. Übung:

Gehen Sie realiter zur Verkörperung eines der vier Elemente, zu dem es Sie hinzieht:
Ist ein Gewässer in Ihrer Nähe, ein Garten (Erde), eine freie Fläche mit guter Luft, ein offenes Feuer bzw. eine starke Wärmequelle, so suchen Sie das betreffende Element auf, ganz ihrem ersten Impuls folgend.

Nehmen Sie sich in Ihrer Vorstellungskraft das jeweilige Element als ein Gegenüber:
Welche Eigenschaften schätzen Sie besonders an ihm? Welche sind noch etwas fremd, welche nicht ganz geheuer?

Wenn Sie das Element ganz ernst nehmen, haben Sie zwei Wünsche offen:

a) Sie dürfen sich eine Eigenschaft von ihm wünschen, die Sie zur Zeit besonders nötig hätten bzw. verstärkt wissen wollen.

b) Sie dürfen diesem Element eine Ihrer Ihnen selbst unangenehmen Eigenschaften abgeben. Es wird sie Ihnen abnehmen und zu potentiellen Möglichkeiten verwandeln, die sie so noch nicht in sich vermuteten.

5. Übung:

Stellen Sie sich die folgende Situation plastisch vor, versetzen Sie sich in sie hinein:
Sie wollen, voll bepackt, noch Ihren Zug erreichen. Sie haben nur die Möglichkeit, ein Taxi zu nehmen. Das gerät kurz darauf in einen Stau. Wie empfinden Sie die Situation? Sagen Sie etwas zum Fahrer? In letzter Minute erreichen Sie den Bahnhof, doch leider nicht mehr Ihren Zug:

von dem sind nur noch die Rücklichter zu sehen ... *Feuer*-Menschen rasten aus, *Luft*-Menschen rauchen vielleicht erst mal eine, *Wasser*-Menschen kämpfen mit den Tränen, *Erde*-Menschen überprüfen den Fahrplan gründlich daraufhin, ob das denn so ordnungsgemäß war ... Wie nun würden Sie reagieren?

6. Übung:

Wenn Sie an Ihren eigenen Körper denken, ihn malen sollten, welche Bereiche fallen Ihnen spontan zuerst ein, welche sind Ihnen besonders vertraut? Wo sind weiße Flecken auf der Körper-Landkarte? Welche Körperteile berühren Sie gerne und häufig? Welche Bereiche fühlen sich gerade leicht, welche eher schwer an, welche feucht, welche trocken, welche warm, welche kalt? Gibt es eine spürbare Lebensquelle oder ein Wärmezentrum in Ihrem Organismus?
Lassen Sie sich Zeit, sich einmal in solche Fragen hineinzufühlen!

7. Übung:

Sollten Sie zu denjenigen Menschen gehören, die sich immer mal wieder nach dem Schlaf an ihre Träume erinnern, so schauen Sie sich doch Ihre Träume einmal speziell daraufhin an, ob die Traumgeschehnisse thematisch irgend etwas mit den Elementen zu tun haben. Das kann zu erstaunlich interessanten Erkenntnissen führen.
(Literaturtip: K. Anderten u. a.: Die vier Elemente im Traum)

Diese Übungen können eine kleine Hilfe sein, sich selbst im Kontext der Elemente wahrzunehmen. Vergleichen Sie Ihre Erfahrungen mit den Beschreibungen in den nachfolgenden Element-Bildern.

2. Die Temperamente als Persönlichkeitsbilder

2.1 Erläuterungen zu den besonderen Abschnitten

Die Element/Temperament-Bilder und auch die jeweiligen Beschreibungen der ätherischen Öle (Kap. 3) sind zum klareren Verständnis und vereinfachten Nachschlagen in vergleichbare Unterkapitel geordnet.

Allgemeine Elementenqualitäten

Hierüber wird bereits in den Kapiteln 1.1 bis 1.3 Wesentliches gesagt. Hippokrates, Galenus, Paracelsus und andere *alte* Heiler aus dem europäischen Raum schilderten, mehr oder weniger differenziert, die Primärqualitäten der Elemente, die sie aus der Beobachtung der Natur entwickelt hatten und auf alle Dinge und ihre Kräfte übertrugen.

Mit unseren Sinnen, die ja selbst jeweils einen bestimmten elementaren Charakter haben, nehmen wir die Grundeigenschaften der Welt ordnend auf und begreifen ihnen gemäß die Entsprechungen unserer Um-Welt (z. B. Klima: kalt und feucht-wasserreiche, nördlich-kühle Umgebung). Da wir, wie beschrieben, unsere Neigungen zu bestimmten elementaren Grundcharakteristika dieser Welt entwickeln, nehmen wir auf ganz individuelle Weise den Ausdruck der Elemente unserer Umwelt in uns auf. Es entsteht - im fließenden Austausch zwischen uns und der Um-Welt - eine ihr gemäße In-Welt, also unser unverwechselbares, jedoch nie endgültiges, nie statisches Temperament (z. B. nördlich-kühles Temperament).

Aus Intuition, Empirie und Traditionswissen entwickelten sich also die jeweils beschriebenen Elementenqualitäten.

Themen

Unser Temperament können wir auf authentische, stimmige Weise ausdrücken, wir können *identisch* leben, in Harmonie mit uns und unserer Umwelt, wenn wir einerseits mit unserer temperamentbezogenen Grundverfassung übereinstimmen dürfen, wir unseren Temperamentausdruck kreativ ausleben können und andererseits aber in lebendiger Dynamik den fließenden Austausch und Wandel mit den anderen Elementen des Elementenkreises üben.

Wer beispielsweise nie sein Feuer-Temperament ergänzen will (Wut *und* Trauer leben), der wird unausgeglichen sein und sich womöglich über seine *Disharmonie* noch mehr ärgern ...

Poesie

Archetypische Erfahrungen, Urbilder, wie sie in jedem Menschen verankert sind, treffen wir gerade bei unserem Elemente-Thema quer durch alle Kulturen an. Beispiele aus der Weltliteratur illustrieren meines Erachtens so klar und eingänglich unseren archaisch-tiefgründigen Bezug zu den Elementen, daß ich meine Erläuterungen fast schon als überflüssig empfinde (wenn ich nicht wüßte, daß Gedichte nicht jedermanns Sache sind; sie entsprechen am ehesten noch dem Luft- und Wasser-Temperament ...). Weil es aber so schön ist, hier einige wunderbare Zeilen zum *Elementen-Kreis*:
(vgl. Kap. 1.3)

Von der Empfängnis zum Wachstum
Vom Wachstum zum Schwellen
Vom Schwellen zum Gedanken
Vom Gedanken zur Erinnerung
Von der Erinnerung zum Bewußtsein
zum Verlangen.

(Roslyn Poignant: Ozeanische Mythologie)

Signatur

Signatum heißt auf deutsch: ,,mit einem Zeichen geboren sein''. Alles hat einen Ausdruck, eine bestimmte Zeichensprache, eine unverwechselbare *Gestik*, eine Eigenart. Je nach Perspektive mag die Gestik des Wassers eben das Fließen sein im Gegensatz zum Festliegen des Erdgesteins. Blüten streben zum Licht, Wurzeln senken sich ins Dunkel. Flammen verzehren, Gase verflüchtigen sich. Diese Signaturen in der äußeren Welt finden ihr Pendant in unserer In-Welt bzw. umgekehrt. (Unsere Knochen kommen aus den *Knochen* der Mutter Erde, dem Mineralgestein).

Seelischer Aspekt

Die Signaturensprache verrät ja das Eins-Sein von Außen und Innen: Fließen, Festliegen, Licht und Dunkel, Sich-Verzehren, Sich-Verflüchtigen und vieles mehr sind genauso Beschreibungen natürlicher Vorgänge außerhalb wie innerhalb unserer Person. Mit *innerhalb* ist die individuelle Ganzheit von Körper, Seele und Geist gemeint, doch zur besseren Veranschaulichung werden körperliche Aspekte des Elementenausdrucks extra beschrieben. Da diese Signaturenskizzen auch diagnostischen Charakter besitzen, sind sie tendenziell eher auf ihre Disposition zum Krankmachenden bzw. Krankhaften angelegt. (Gesundes bedarf keiner Behandlung, höchstens vorbeugenden Handelns). (vgl. Kap. 4.1)

Körperlicher Aspekt

Die Elemente finden in unseren Organsystemen ihren physiologischen Spiegel. Wie in 1.1 und 1.2 im Zusammenhang mit der klassischen Humoralpathologie (Lehre von den Körpersäften und ihrer gesundheitlichen Bedeutung) ausführlicher erwähnt, fanden die alten Heilkundigen Entsprechungen zwischen der spezifischen Eigenart der Naturelemente und jener der verschiedenen Körperbestandteile des Menschen. Erkrankt der Mensch, so sind die *elementaren* Ordnungskräfte seines Organismus in einem Ungleichgewicht, das selbst wiederum ein spezifisches *Temperament* zeigt; die Kunst des Heilens ist es, das Temperament der Erkrankung in den jeweiligen Körperreaktionen zu erkennen und das ihm gemäße ordnende *elementare* Heilmittel zu finden.

Duftbeispiele

Wir wollen hier die elementaren Heilmittel der Aromatherapie in ihrem Temperament-Ausdruck kennenlernen. Zu jedem Element werden einige für die Alltagspraxis bedeutende Duftöle genannt, die Sie dann zum Teil in Einzelbeschreibungen im 3. Kapitel wiederfinden.

Behandlung/Wirkung

Es gibt *temperamentgemäße* Diagnose- und Behandlungsweisen, Anwendungen mit Heilmitteln, die die persönliche Verfassung stärken (aber auch schwächen) können bzw. der Eigenart eines Krankheitsprozesses entgegenwirken. Schon eine bestimmte Herangehensweise an das Temperament eines kranken Menschen kann die therapeutische Dynamik wesentlich beeinflussen. (Vgl. Kapitel 5). In der Aromatherapie heißt das dann, daß ein gewünschtes Öl (z. B. des Erde-Elements) womöglich besser wirken kann, wenn es in einer ihm angemessenen Anwendungsweise angeboten wird (z. B. Heilerde-Kompresse). Spezielle Hinweise sind in den Kapiteln 3.1 f. und 4.1 bis 4.8 zu finden.

2.2 Das Element Luft - das leichtblütige Temperament

Eigenschaften allgemeiner Art:

1. a) Primärqualitäten: warm und feucht; Yang-Energie.

   b) allgemeine Sinneseindrücke:
   Farben: weiß; helle Töne von blau, gelb, grün;
   Klang: zart, leicht; hoch sirrend-klirrend; Kurzwellen;
   Duft: leicht, frisch, citrusartig;
   Geschmack: sauer.

2. Umwelt (Makrokosmos):
   Landschaftsformen: weite, lichte, windgeprägte Flächen;
   Himmelsrichtung: Osten;
   Klima: mild;
   Jahreszeit: Frühling;
   Tageszeit: Vormittag, 6-12 Uhr;
   Sternzeichen: Wassermann, Zwilling, Waage.

3. Körperorgane, -systeme:
   Atemwege; Blut-Gas-Austausch; Geruchssinn; ZNS (v. a. Linkshirn).

4. Inwelt - Psyche - Temperament:
   bewegt, begeistert, innovativ, klar; schillernd, flüchtig.

Poesie

Dunkel war im Anfang,
von Dunkel verborgen
alles ein unbestimmtes Gewoge.
... aber durch die Macht seiner Glut
brachte Tad (der Atem) sich selbst
zum Entstand.
Zeugungslust
aus dem bloßen Gedanken entsprungen,
wandelte im Anfang das Eine an,
sie ward zum ersten Samen der Dinge.

(aus der *Rig-Veda*, dem indischen Schöpfungsmythos)

Signatur/Seelischer Aspekt

Diese Zeugungslust, die nur aus bloßem Gedanken entspringt, die Lust zum Begreifen, Formen und Gestalten nur mit und durch den reinen, klaren Gedanken, durch geistige Macht, versinnbildlicht den *männlichen* Aspekt des *Luft*-Temperaments (eines Mannes wie einer Frau): Es ist die Tendenz, aus allem Dunkel, zäh und trübe Fließendem emporzusteigen und sich zu erheben in die klare, helle Welt des Geistes, des Hypothetischen, des Noch-Nicht-Wirklichen, der Utopie, deren Erschaffensplan es zu entwerfen gilt. Und dieser wird dann in Sprache lebendig, das *Wort* als Ausdruck alles Schöpferischen, als tongebender Atem allen Beginns. Der wohl *luft*-beseelte Evangelist Johannes drückte das so aus:

„Am Anfang war das Wort (*Logos*), und das Wort war bei Gott.
Und Gott war das Wort, und das Wort ward Fleisch."

Schöpferische Ideen wollen in geistigem Austausch sich mitteilen, um sich gegenseitig zu beflügeln, zu begeistern, zu bestimmen. Durch den Atem sind wir miteinander verbunden, im Wort kann sich diese unfaßbare Form der Verbundenheit mitteilen. Heute werden Mitteilungen mit Hilfe der modernen

Kommunikationssysteme immer unbegreiflicher, immer körperloser, somit aber auch immer schneller. Der Kontakt zum Gegenüber entsteht in jedem Augenblick durch kodierte Wortimpulse, gleich wohin in dieser Welt. Weder die Geschwindigkeit noch die fleischlose Eigenart einer solchen, heute normalen Kontaktaufnahme entspricht den scheinbar archaischen Schöpfungs-Codes unseres Gesamtorganismus (genausowenig wie die sich rasant verkürzenden Zeitphasen moderner Mobilität). Stürmisch drängend überfliegt solcher Zeitgeist alle evolutionären Gegebenheiten unserer Erde, er ist im wahrsten Sinne entwurzelt. Es gibt da wenig Rücksicht auf Langsamere.

Unbestimmtes Gefühlsgewoge, bremsende Sachzwänge werden vom Luftikus gerne übersehen, doch kann er auch wieder Aufwind in Festgefahrenes bringen. Bewegung ist einem *Luft*-Menschen alles, und im gleichen Maße ist die Gemeinsamkeit wichtig, in der erst Befruchtung erfahrbar ist.

Poesie

Jungfrau war der Lüfte Tochter,
dieses schöne Schöpfungswesen,
lange lebte sie in Reinheit,
alle Zeit in Unberührtheit
in dem langen Luftgehöfte,
auf den ebnen Luftgefilden.
Leidig war sie ihres Lebens,
ihres Daseins überdrüssig,
immer einsam nur zu weilen,
jungfräulich dahinzuleben
in dem langen Luftgehöfte,
in der unermessenen Öde.

Sieh, da steigt sie schon hernieder,
senkt sich auf die Wasserwogen,
auf den offenen Meeresrücken,
auf die weite Wasserfläche;
plötzlich kam ein wilder Windstoß,
aus dem Osten böses Wetter,

hob sie auf die Meeresbrandung,
warf sie auf die wilden Wogen.
Wind trieb hin und her die Jungfrau,
Meereswoge wiegt' das Mädchen
auf dem blauen offenen Wasser,
auf den weiß gekrönten Wellen:
Schwanger wehte sie der Windstoß,
schwellen ließ den Leib die Woge.

(*Kalevala-Epos*, finnischer Schöpfungsmythos)

Maßlos ist das Wachstum der Bäume und Gräser
Im Frühjahr.
Ohne Unterlaß fruchtbar
Ist der Wald, sind die Wiesen, die Felder.
Und es gebiert die Erde das Neue
Ohne Vorsicht.

(Bert Brecht: Das Frühjahr)

Frühling läßt sein blaues Band
Wieder flattern durch die Lüfte;
Süße, wohlbekannte Düfte
Streifen ahnungsvoll das Land.
Veilchen träumen schon,
Wollen balde kommen.
- Horch, von fern ein leiser Harfenton!
Frühling, ja du bist's!
Dich hab ich vernommen!

(Eduard Mörike)

Signatur/Seelischer Aspekt

Die *weibliche* Variante des *Luft*-Menschen (weiblichen wie männlichen): Lustvolle Bewegung, lustiger Lebensalltag voller Abwechslung, alles schwebend wie die Wolken im Wind, wie Federn so leicht, Schmetterlinge im Lufthauch, von Blüte zu Blüte wechselnd. Gleichtönigkeit ist ein Graus, vielfarbig schillernd soll der Wandel des Lebens sein, leidenschaftlich, neugierig und wißbegierig ist dies Temperament. Wonach mir eben der Sinn steht, das tue ich gerade. Ausdruck kindlicher Unbekümmertheit; Gefühle werden stürmisch berauscht durchlebt, doch können sich ein *Himmelhoch-Jauchzen* und ein *Zu-Tode-Betrübt-Sein* rasch ablösen. Nichts bleibt, wie es war - mit diesem Motto verwandeln sich Kummertränen alsbald in Tränen des Lachens über die Launen des Lebens.

Und über allem:

Neues wird geboren! Lebensbeginn, Lebensfrühling, das Frühjahr und die frühen, unbeschwerten Jahre, kindlicher Lebens(über)mut, die Faszination einer sinnlich erfahrbaren Neuschöpfung - das sind wesentliche Züge dieses leichtblütigen Temperaments! Die Übergänge vom leichten Lebenssinn zum Leichtsinn sind da fließend. Dem Lebensausdruck nach dem ersten Lebensjahrzehnt entsprechend, mag dieses Temperament im weiteren Leben zu Verantwortungsbewußtsein und moralorientiertem Handeln recht schweren Zugang haben; auf ein neues Abenteuer der Pflicht und Moral wegen zu verzichten bedeutet dem Luft-Temperament Entzug grenzenloser Lebensfreude und Entfaltungsfreiheit, auf die er/sie ein Recht zu haben meint und dies dann auch vehement zu verteidigen weiß.

Körperlicher Aspekt

Blut wird heller, *lichter*, je mehr Sauerstoff es enthält. Das O_2 bindende Hämoglobin ähnelt in seinem Aufbau dem pflanzlichen Blut, dem Chlorophyll, das ja das Sonnenlicht abfiltert und in Wachstumsenergie umzusetzen hilft. Blutarme Menschen machen einen farblosen Eindruck, so als ob in ihnen ihr Lebenslicht auf Sparflamme brenne. Sauerstoff wird ja zu allen Verbrennungsprozessen benötigt, also überall da, wo schnell Energie gebraucht wird. Das ist vor allem bei geistiger Anstrengung der Fall und auch bei körperlicher Bewegung: Hirn und Bewegungsmuskulatur haben den höchsten Energiebedarf an Zucker und Sauerstoff.

Ein *Luft*-Mensch (sanguinisches Temperament; *sanguis* = Blut) ist nun in der Regel sehr gut mit Blutsauerstoff versorgt, was sich in seiner Vorliebe für mentale Aufgaben und seiner Bewegungslust widerspiegelt. Fühlt er sich aber dauerhaft von erdhaften Personen oder Bedingungen eingeengt (der strenge Vorgesetzte/Vater, rigide Regeln, enge Lebensräume, etc. - s. Abschnitt *Luft/Erde* und *Erde*), so nimmt ihm das die Luft, seine Bewegungen werden hastig, er wird fahrig, ängstlich - es schnürt ihm den Hals zu, die Atemversorgung der Lunge und auch die Durchblutung des Kopfes leiden. Kann der *Luft*-Mensch das Gefühl der Beengtheit nicht unter Kontrolle bringen oder kompensieren, so wird er sich mit den ihm eigenen typischen Beschwerden wie Konzentrationsmangel, Schwindel, Kopfschmerzen und Atemnot quälen, die von überwältigender Angst begleitet sind. Eine übermäßige Atmung mit zu wenig Kohlensäure im Blut zeigt das Symptombild der Hyperventilation an, bei der es dann zu eigenartigen *tetanischen* Krämpfen der Extremitäten kommt; klassische Erste Hilfe ist ein für Luft-Menschen erschreckendes Rückatmen aus einer Plastiktüte (CO_2-Spiegel steigt). Die Assoziation des Erstickens kommt ihm sofort, und so ist ihm auch alles, was das Atemholen beeinträchtigen könnte, ein Greuel.

Behandlung

Neben solchen feinstofflichen Heil-Methoden wie der Homöopathie, Licht-, Ton-, Elektromagnettherapie u. ä. zählt gerade die Aromatherapie zu den *luftigen* Heilweisen. Unter *feinstofflich* ist hier zu verstehen, daß weniger mit *begreifbarer* Materie (Erdaspekt) als vielmehr mit den Wirkungen von Schwingungen gearbeitet wird. Ätherische Öle bzw. ihre kleinsten Duftmoleküle, die uns in die Nase steigen und in unserem Riechsystem feinste Ströme und Schwingungen auslösen, werden häufig *Duftessenzen* genannt, also Wesenheiten der Duftpflanzen, in denen deren *Idee* olfaktorisch *abgebildet* ist. Insofern werden also Menschen mit großem *Luft*-Anteil raschen Zugang zu diesen duftenden Ideen bekommen und leicht durch sie zu animieren sein. *Erde*-Menschen hingegen lassen sich weniger mit Aromabildern und -ideen als vielmehr mit konkreten Rezepturen und Anwendungen ansprechen.

Vor allem Atemübungen jeglicher Art - eigentlich alle Therapien, die auf eine intensivere *Durchlüftung* des Organismus in seiner Ganzheit abzielen (Atemarbeit, Yoga, meditativer Tanz u. ä.) - können wir sehr gut mit ätherischen Ölen verbinden. Auch in psychotherapeutischen Sitzungen kann gerade bei depressiven Phasen die Duftlampe im Hintergrund hilfreich unterstützen.

Luftigen Kindern (eigentlich den meisten Kindern, da Kindheit *Luft*-zeit ist, s. oben) werden gewiß die Düfte von Mandarine, Grapefruit und Citronellgras behagen. Als *weibliche* Luftnote wäre sicher zuerst die Bergamotte, als *männliche* die Zitrone zu nennen. Ansonsten kommen viele andere der citrusartigen Öle in Frage und auch die der Myrtengewächse.

Duftbeispiele

Luft/Luft: Bergamotte (+ Feuer), Citronella, Limette, Zitrone.
Luft/Feuer: Eukalyptus, Cajeput, Tea-tree, Lemongras.
Luft/Wasser: Grapefruit, Myrte, Neroli (marokk.).
Luft/Erde: Eisenkraut (rein), Melisse (rein).
Luft/Äther: Muskatellersalbei.

Luft in Kombination mit *Luft*

Themen:

Identität: schnelle rationale Auffassung; Geistesfrische;
Disharmonie: Unverbindlichkeit; Weltentfremdung; Nihilismus;
Ätherische Öle: Zitrone, Limette.

Poesie

Ausgewandert ins Wolkenland,
wo die Grenzen weicher sind
und leichter zu überschreiten.
Der Weg vom einen Ende des
Himmels zum anderen

währt einen Gedanken lang.
Der Horizont dort drunten ist
der Schatten meines Mondes.

(Ingrid Gnettner: Phantasielandschaften)

Signatur

Reine Luft ist nicht zu sehen, besteht aus absolut körperlosen Gasen, die unserem Körper allerdings so lebensnotwendig, dem ganzen Menschen so wohltuend sind. Waldesluft, Meeresbrise - einfach herrlich (lassen wir den *Erde*-Einwand allgegenwärtiger Luftverschmutzung einmal beiseite ...).

Die dünner werdende Gebirgsluft macht manchem schon zu schaffen, und die flirrend-heiße Wüstenluft schaukelt uns bisweilen in völlig irrealen Fata-Morgana-Bildern Wunschgebilde vor. Luft umgibt alles, hüllt alles ein, verbindet sich aber mit keinem Ding. Luftgase streben immer nach oben, nach außen. Man kann sie nicht greifen, nur unter Druck einschließen. Leicht könnte man den Eindruck gewinnen, sie wären irgendwie nicht von dieser Welt ... Die Lüfte als Orte himmlischer Geister ...

Seelischer Aspekt

Philo-sophia heißt die Liebe zur Weisheit, zur geistigen Erkenntnis; Abstraktion, Theorie, Logik, Idee vom Geschehen der Welt, ohne den Willen zum Einfluß auf dasselbe; verstehen, was *die Welt im Innersten zusammenhält*; hohe mentale Gabe mit dem ebenso hohen Risiko eines Selbst- und Realitätsverlusts. Hervorragend beschreibt das Robert M. Pirsig in: „*Zen und die Kunst ein Motorrad zu warten*“. Ein Professor der Philosophie befaßt sich so intensiv mit der aristotelischen Dialektik, daß er dabei seine Identität verliert. Doch er gewinnt tiefe Offenbarungen.

„Für ihn tritt Qualität droben an der Baumgrenze klarer zutage als hier, wo sie hinter verrußten Fenstern und endlosem Gerede verborgen ist, ... - sein Zeitgefühl kommt ihm abhanden. Manchmal jagen sich seine Gedanken unablässig mit furchterregender Geschwindigkeit. Aber wenn er versucht, einen Entschluß zu fassen, der seine Umwelt betrifft, scheint es, als dauere es

Minuten, bis auch nur ein einziger Gedanke sich einstellt. - Er durchschreitet einsam das triste Tal, den Mythos hinter sich lassend, findet heraus wie aus einem Traum und sieht, daß dieses ganze Bewußtsein, der Mythos, ein Traum gewesen ist, ... Und dann verschwindet ‚er', und nur der Traum bleibt übrig, mit ihm darinnen. Und die Qualität ..., für die er so tapfer gekämpft, ... aber die er die ganze Zeit nicht verstanden hat, offenbart sich ihm jetzt, und seine Seele findet ihre Ruhe.''

Hier wird aus dem Luft-Luft-Zustand das Äther-hafte, das Äther-Element zugänglich. Abraham Maslow versteht in seiner *Psychologie des Seins* diese Phase allerdings so: ,,Solange man Krebs oder Bakterien betrachtet, voll Ehrfurcht, Bewunderung und passiver Rezeption, im Genuß des reichen Verstehens, so lange macht man einfach nichts. Angst, Ärger, der Wunsch, die Situation zu verbessern, zu ver-nichten oder zu töten, sind alle aufgehoben ... Es ist ein Nicht-in-der-Welt-Sein im existentialistischen Sinne.''

Körperlicher Aspekt

Wo bleibt dabei der Körper? Im extremen Falle - und das ist nun mal dem *Luft-Luft*-Menschen der nächstliegende - sieht das so aus, wie Pirsig (s. oben) es beschreibt: ,,Er sitzt mit untergeschlagenen Beinen auf einer Steppdecke auf dem Fußboden eines Zimmers ohne Bett und starrt die Wand an. Alle Brücken sind abgebrochen. Es gibt kein Zurück mehr. ... Er fühlt sich wie ein Riese, ein Millionen Meilen großer Gigant. Er spürt, wie er grenzenlos ins Universum hinausreicht. Er beginnt, sich alles vom Halse zu schaffen, was ihm lästig fällt, Lasten abzuwerfen, die er sein Leben lang mit sich herumgeschleppt hat. ... Angst, Ekel zu erregen, und Schamgefühl schwinden, als sein Urin nicht bewußt, sondern unwillkürlich auf den Fußboden fließt. Die Angst vor dem Schmerz, dem Schmerz der Märtyrer, ist überwunden, als ihm Zigaretten nicht bewußt, sondern unwillkürlich auf die Fingerspitzen herunterbrennen, bis sie von den Brandblasen ausgelöscht werden, die sie selbst hervorgerufen haben.''

Das ist die pathologische Körperentäußerung - ganz im Gegensatz zu der auf der anderen Seite des Grates liegenden Luft-Äther-Haltung einer gewollten Entsagung von physischen Bedürfnissen!

Behandlung

Sogenannten *Kopf-Menschen*, die ihren Körper kaum kennen und ihn höchstens wahrnehmen, wenn sie Schmerzen haben, begegnet man ja recht häufig. Vielleicht ist diese *Luft-Luft*-Haltung ja auch eine der elementaren Ursachen bzw. Folgen unseres so naturentfremdeten Zeitgeistes ...

Da können sinnlich spürbare Behandlungen wie Aroma-Massagen wahre Wunder wirken. Die Devise wäre, die so beliebten Citrusdüfte dann einmal nicht über die Duftlampe oder Gesichtscreme wirken zu lassen, sondern von den eigenen *Wurzeln* her, und zwar einmassiert in die Reflexzonen der Füße (s. Kap. 4.3). Unbedingt mit Baumölen wie Zirbelkiefer oder Douglasie verbinden, auf daß eine Verbindung zum Boden vermittelt wird!

Luft in Kombination mit _Feuer_

Themen:

Harmonie: Idealistischer Antrieb nach Wahrheit und Gerechtigkeit;
Disharmonie: Egoistischer Zwang zum Perfektionismus; Scham und Zweifel;
Ätherische Öle: Eukalyptus; Bergamotte (Luft-Luft-Feuer).

Poesie

Photographie eines Konfirmanden

Da steht er nun, als Mann verkleidet,
und kommt sich nicht geheuer vor.
Fast sieht er aus, als ob er leidet.
Er ahnt vielleicht, was er verlor.

Er trägt die erste lange Hose.
Er spürt das erste steife Hemd.
Er macht die erste falsche Pose.
Zum ersten Mal ist er sich fremd.

Er hört sein Herz mit Hämmern pochen.
Er steht und fühlt, daß gar nichts sitzt.

Die Zukunft liegt ihm in den Knochen.
Er sieht so aus, als hätt's geblitzt.

Womöglich kann man noch genauer
erklären, was den Jungen quält:
Die Kindheit starb; nun trägt er Trauer
und hat den Anzug schwarz gewählt.

Er steht dazwischen und daneben.
Er ist nicht groß. Er ist nicht klein.
Was nun beginnt, nennt man das Leben.
Und morgen früh tritt er hinein.

(Erich Kästner)

Signatur/Seelischer Aspekt

Wenn die Luft erwärmt wird, dann fängt junges Leben an, sich erst so richtig zu entfalten. Der Pflanzenkeim und kleine Sprößling strebt dem Licht und seiner Wärme entgegen, Knospen öffnen sich - im Reigen der Jahreszeiten immer wieder geschätzte Offenbarungen, die allerlei Frühlingsgefühle erwekken. Auch der Mensch reckt und streckt sich behaglich in der Frühjahrssonne und läßt sich die lauen Lüfte wohl gefallen. Man erwärmt sich leichter für neue Ideen, erhitzt sich in gedanklichen Projekten, die bisweilen aber genauso schnell entstehen, wie sie verblühen. Dann war es eben nur *heiße Luft*, auch wenn man es nicht gleich merkt oder nicht ganz wahrhaben will. Insgeheim schämt man sich dann wohl ein bißchen ob der allzu raschen Begeisterung ...

Sich schämen. Es gibt ein Lebensalter, das wird *Schamzeit* oder Pubertät genannt. Das ist aus der Elementenperspektive die Übergangszeit von der *Luftphase* des Kindes zur *feurigen* Phase des Jugendlichen (und später jungen Erwachsenen). Wie geht es einem Menschen in einer solchen Zeit des Dazwischen (s. Kästner oben)? Ein Wachstumsschub nach dem anderen, nichts paßt mehr so recht zueinander. Tausend Flausen im Kopf, Ideen und Idole, Idealismus und Skepsis, Sehnsucht nach Gerechtigkeit und Glaubwürdigkeit und Ohnmachtsgefühle bis zum lähmenden Überwältigtsein von den undurchschaubaren Vorgängen dieser Welt. Zurück auf den Mutterschoß geht nur noch bedingt, Vernunft wird gefordert. Um die Zuwendung der Eltern wenigstens zu erhalten, erfüllt man mehr oder weniger willig ihre Erwartungen, die beschämend fremd erscheinen.

So weit in der Regel eine überwindbare Lebensphase. Der *Feuer*-Aspekt nimmt meist in der Reifung überhand, eigener Wille und Identität finden Wege zur Selbstverwirklichung (*Erde*-Aspekt). Doch was macht ein Mensch, der in dieser Phase steckenbleibt? Dazu sind *Luft-Feuer*-Menschen geradezu prädestiniert, da sie immer schwanken zwischen den ideellen Anforderungen von oben, also elterlicher oder entsprechender Autorität, und ihrem brodelnden Zorn im Bauch, der die Rebellion nicht wagt. *Luft-Feuer*-Menschen sind vor allem geistige, rationale Gaben eigen, und gerade das kann ihnen zum Verhängnis werden.

Alice Miller's Buch vom *Drama des begabten Kindes* beschreibt dieses Dilemma treffend: Das begabte, gute, reife, vernünftige Musterkind soll die Mängel der Eltern ausgleichen helfen. Das Kind fürchtet nichts mehr als den Verlust ihrer Liebe und Anerkennung, was sich gar in Bestrafungen ausdrükken könnte, erfüllt deren Wunsch und Willen und verliert dabei nach und nach den Zugang zu ureigenen inneren Wünschen. Ein mögliches Ergebnis ist eine den anderen höchst verdächtige Dünnbödigkeit. Der Drang zu guten Taten und erbaulichem Werk, die hochfliegenden Projekte und vernünftigen Lehren entspringen nicht unbedingt Einsicht und Erfahrung, sondern dem Zwang, gut sein zu müssen bzw. der Angst vor Bestrafung der eigenen Unzulänglichkeit. Da aber nun niemand vollkommen sein kann, fangen solcherart gepeinigte Menschen auch noch an, an sich selbst zu zweifeln. Und die Wut darüber nimmt ihnen dann den Rest von Lebensfreude, Frohsinn und Selbstachtung.

Körperlicher Aspekt

Wenn man etwas nicht deutlich gestisch, sprachlich oder durch ein prägnantes Verhalten ausdrückt, was da heraus will und muß, wie z. B. oben genannte Wut über Fremdbestimmung, dann muß die Weisheit des Organismus oder der *innere Arzt* zu rabiateren Mitteln greifen. Chronisch unterdrückter eigener Wille materialisiert sich bei Luft-Menschen im gesamten Atemwegsbereich und an der Haut durch chronische Entzündungen, die den *ganzen Mist* mit dem Eiter herausdrücken.

a) Atemwege:
Chronische Mandelentzündungen, Hals-Lymph-Seitenstrang-Anginen (herausgenommene zerfurchte Mandeln bewahren nicht unbedingt vor einer Fortsetzung der Pein), chronische Nasenschleimhautentzündungen, chronisch-eitrige Bronchitis mit heftigen Reizhustenattacken bis hin zur *atemberaubenden* Lungenentzündung. - Alles ist meist mit eingeschränkter Atmung verbunden: Das innen brodelnde Feuer verschlackt den Atemraum.

b) Haut:
Vorwiegend im Gesicht, am Hals und an den Händen findet sich oft eitriger Ausschlag, Akne. Das verstärkt nicht selten den Teufelskreis aus Scham, Selbstzweifel und der Neigung, all den Schmutz wegdrücken zu wollen.

Behandlung

Luft-Feuer-Menschen sprechen sehr gut auf homöopathische Kuren an. Die raschen Erfolge begeistern sie, und diese Begeisterung können sie auch auf den Therapeuten übertragen.

Feuer-Einfluß auf Luft: die intensive Dynamisierung und Potenzierung extrem *verdünnter* Materie bzw. ihrer energetischen Information entsprechen eben der Eigenart dieser Menschen, das Prinzip *Ähnliches mit Ähnlichem* trifft hier auf die gesamte Heilmethode zu. Klassische Mittel für die oben geschilderte psychosomatische Problematik wären hier Sulfur oder Nux vomica.

Doch wenden wir uns wieder den Aromaölen zu, die ja auch zu den *Luft-Feuer*-Heilmitteln gehören (leicht flüchtig, oft bitteren Geschmacks, schleimhautreizend, durchblutungsfördernd). Denken wir zuerst an die Gesunderhaltung, so fällt mir die Essenz der Bergamotte ein. Lebensfreude, Selbstachtung, gelassene Zuversicht kann dieser Duft vermitteln; das verlorengegangene Gefühl „Ich kann etwas - ich weiß etwas" wird im wahrsten Sinn des Wortes wieder aufgefrischt. Trübsinn und Verbissenheit weichen beispielsweise der Wirkung einer Gesichtsmassage mit diesem frischen und anregenden Duftöl (s. Kap. 4.5).

Sind nun, wie oben beschrieben, die Prozesse nach innen gedrückt worden, anstatt daß man sie deutlich ausgedrückt hätte, und haben sie sich vor allem an Haut und Schleimhaut des Oberkörpers chronifiziert, dann hilft bei genannten Hautausschlägen ebenfalls die Bergamotteessenz (3 Tropfen auf 1 ml

Mandelöl) als ein zart durchblutendes und die Sonnenwärme durch die Haut leitendes Reinigungsöl. Vorsicht Sonne: Direkte Sonnenbestrahlung nach dem Balsamieren mit Bergamotte wirkt hautreizend (Pigmentflecken).

Den angeschwollenen, überstrapazierten Schleimhäuten der oberen Atemwege können wir statt mit irgendwelchen austrocknenden Nasentropfen mit einem sogenannten Nasenreflexöl beikommen. Es handelt sich dabei um eine ausgewogene Mischung aus fettem Öl und verschiedenen ätherischen Ölen (vorwiegend aus dem *Luft*- und *Feuer*-Bereich), und es ist entweder in der Apotheke erhältlich - oder ganz einfach selbst herzustellen aus: 10 ml Jojobaöl, $^1/_2$ml Eukalyptusöl und $^1/_2$ ml Zitronenöl. Anzuwenden bei eitrig-verklebter Nasenschleimhaut und gelbem Hustenauswurf; 3 Tropfen auf einem Wattestäbchen in die Nase einführen.

Luft in Kombination mit *Erde*

Themen:

Identität: fundiertes Wissen; verwurzeltes Sprechen; Engagement;
Disharmonie: Angst vor Unfreiheit; Unentschlossenheit;
Nähe-Distanz-Ängste;
Ätherische Öle: Eisenkraut, Melisse, grüne Mandarine.

Poesie

Nicht das Beliebige, sondern das Rechte tun und wagen,
nicht im Möglichen schweben, das Wirkliche tapfer ergreifen,
nicht in der Flucht der Gedanken,
allein in der Tat ist die Freiheit.
Tritt aus ängstlichem Zögern heraus in den Sturm des Geschehens,
nur von Gottes Gebot und deinem Glauben getragen,
und die Freiheit wird deinen Geist jauchzend empfangen.

(Dietrich Bonhoeffer, geschrieben 1944 im Tegeler Gefängnis.)

Mein Luftschloß zu verschenken.
Ich brauche wieder Boden unter den Füßen.
Zu oft bin ich mit dem Kopf

an die Wolken gestoßen
und wurde naß bis auf die Haut.
Ich möchte wieder Erde riechen.

(Ingrid Gnettner: Phantasielandschaften)

Signatur

Von Materie umgebene Luft ergibt entweder Luftschächte, Windkanäle oder Hohlkörper. Gegensätze entstehen: Unfaßbares eingefaßt, ein Innen, eine Begrenzung, ein Außen, das Flüchtige eingeordnet.

Oder auch dies: Die Erde hat einen Einfluß auf die sie lose umhüllende Atmosphäre, sie bindet sie und steuert ihre spezifische Zusammensetzung und Qualität.

Seelischer Aspekt

Wir Menschen sind ein Bindeglied zwischen Himmel und Erde. *Luft*-Menschen sind in der Regel dem Himmel einiges näher als ihrem erdigen Anteil, und es ist sehr interessant zu erfahren, ob sie mit ihrem gegensätzlichen Element-Part in harmonischer, erlöster Weise oder einer inneren Abwehrhaltung umzugehen pflegen.

Welche Chancen bieten sich dem *Luft*-Menschen durch den *Erde*-Einfluß, welches sind die Themen der *Luft-Erde*-Phase auf der Reise durch den Elementen-Kreis? **Das** Thema und gleichzeitig **die** Herausforderung für den *Luft-Erde*-Menschen ist Bindung bzw. Verbindlichkeit. Es gilt für ihn, seine luftige Welt des Geistes, der Gedanken, des Wissens, des spontanen Interesses mit den Ansprüchen der Erde zu verbinden, mit der Welt, die er beobachtet und beurteilt, von der er jedoch auch ernährt und gehalten wird. Auf der intellektuellen Ebene fällt es ihm noch am leichtesten, Erde-Qualitäten zu integrieren: Auf hervorragende Weise gelingt es dem *Luft-Erde*-Menschen, Gefühlsverwirrungen oder chaotische Situationen nüchtern und objektiv einzuschätzen, zu klären und zu ordnen. Hier fällt seine Gabe zum Distanzhalten auf, die zugleich aber zum Problem werden kann, wenn ein Geschehen sich mehr um ihn selbst drehen soll oder wenn gar seine eigenen Empfindungen,

Wünsche und Ängste im Mittelpunkt stehen. Wenn es solchermaßen ans eigene Eingemachte, die eigene Tiefe geht, um ein Durchleben und Durchleiden, um Nähe zum Mitmenschen, Empathie und konkretes Engagement, können die Trauben dieser Welt doch allzu sauer schmecken. Die Versuchung für *Luft-Erde*-Menschen kann dann sein, doch eher auf die Welt des Fleisches zu verzichten und gänzlich in einen geistig-asketischen Himmels-Turm abzuheben.

Dieser Turm hat dann recht dicke Mauern, die kaum jemanden ins Innere dringen lassen. Dort drinnen und droben entstehen einerseits wahrlich von geistiger Schärfe durchdrungene wissenschaftliche Übersichten, doch leider verhärtet, ungerührt vom eigentlichen Leben da unten, auf dem Boden der Pein und der Peinlichkeiten. Es gilt, die Verlassenheit in einem solchen Turm, die Lebensferne zu überwinden und sich dem Erdboden anzunähern. Vom eigenen Erleben losgelöstes Wissen wirkt leer und ins Leere. Leidenschaft für andere und mit anderen, sprich *Feuer*- und *Wasser*-Erfahrungen, können eine Brücke zur eigenen Erdhaftigkeit sein. Und im verantwortlichen Umgang mit anderen stellt sich Verläßlichkeit ein, schleicht sich Verlassenheit hinaus. Diese fundiertere Persönlichkeitsentwicklung macht sich gerade bei *Luft-Erde*-Menschen bemerkbar durch eine engagierte, hintergründige Sprache, sogenanntes verwurzeltes Sprechen, das nicht mehr abgehoben und hohl klingt. Diese Menschen können sehr gute Lehrer sein, Lehrmeister im guten Sinne, die nicht nur Wissen, sondern auch Weisheit verkörpern werden.

Körperlicher Aspekt

Ein Mensch, der sich in seinem geistigen Turm einmauert, wirkt wissend, aber im wahrsten Sinne des Wortes abgehoben vom Rest seiner selbst - ein langer Hals, eine betonte Stirnpartie mit häufig etwas zusammengefältelten Hautlinien, ein geschärfter Blick, eine gespannte Nackenmuskulatur mit einem Muskeltonus, der in seiner Intensität sich über den ganzen Rückenstrecker fortsetzt und wiederum schmerzhaft in der Lendengegend spürbar ist (wie oben *Luft* so unten *Erde*), sind kennzeichnend. Bisweilen ist der Muskelpanzer (Erde) derart festgezurrt, daß es zu heftigen Kopfschmerzattacken kommen kann und/ oder die freie Atmung eingeschränkt wird. Immer wieder erklären Menschen mit solchen *Luft-Erde*-Symptomen, sie könnten gar nicht verstehen, wie es dazu kommen konnte. Sie können stundenlang über sich reden, ohne sich wirklich zu begreifen, spüren aber eine deutliche Sehnsucht danach. Sie verlangen vom Kopf her geradezu nach Berührung, direkter Behandlung, vor allem nach Massagen in allen Variationen.

Behandlung

So wird gerade der Aromatherapeut mit seinen verschiedenen Möglichkeiten der Aromamassagen dankbare und erfolgversprechende Hilfe anbieten können. Und gerade die Fußreflex-Aroma-Massage mit ihrer Verbindung zu *Luft* (über das Aroma) und zu *Erde* (über eine Erdung mittels der Füße als unseren *Wurzeln*) kann bei Migräne wie asthmatischen Beschwerden wunderbare und höchst angenehme Dienste leisten (vgl. Kap. 4.3!). Sinnvoll sind hier sicher auch Ausstreichgriffe entlang der gesamten Wirbelsäulen-Reflexzone - von der oberen HWS in Richtung Becken - mit Duftölen wie Engelwurz plus Eisenkraut (ausgleichende *Erde-Luft*-Behandlung) oder mit grüner Mandarine (besänftigende, spannungslösende *Luft-Erde*-Therapie).

Luft in Kombination mit *Wasser*

Themen:

Identität: Intention durch Intuition; fröhliche Leichtigkeit;
Disharmonie: überflutender Gedankenrausch; Flucht in Scheinwelt;
Ätherische Öle: Grapefruit, Myrte; Neroli (viel Wasser).

Poesie

Wenn nicht mehr Zahlen und Figuren
Sind Schlüssel aller Kreaturen,
Wenn die, so singen oder küssen
Mehr als die Tiefgelehrten wissen,
Wenn sich die Welt ins freie Leben
Und in die Welt wird zurückbegeben,
Wenn dann sich wieder Licht und Schatten
Zu echter Klarheit wieder gatten
Und man in Märchen und Gedichten

Erkennt die wahren Weltgeschichten,
Dann fliegt vor e i n e m geheimen Wort
Das ganze verkehrte Wesen fort.

(Novalis: Werke)

Wenn wir genug gesehen haben,
wenn wir beginnen, der Bilder müde zu werden,
werden wir nur noch sehen wollen,
was dem Herzen kostbar ist.
Alles andere ist Schein. -

...

Nebel - das ist die weiche Wahrheit,
die nicht alles weiß, aber alles liebt.

(Jörg Zink: Nebellandschaften)

Signatur

Wasser in der Luft - da denkt man natürlich sofort an Wolken, Nebelschwaden oder auch aufspritzende Wellengischt. Schwebendes, Geschwindes, Unstetes, Formloses, Schleierhaftes, Gehauchtes, Auflösendes, Einhüllendes ist dem feuchten Dunst eigen. Feste Formen und Konturen zerfließen; was vorher klar und eindeutig war, wird hinter den winzigen Tröpfchenschwaden geheimnisvoll. Da läßt sich kaum mehr etwas mit dem Auge fixieren, nur noch das unscharfe Ganze läßt sich anschauen. Wo die Wolken wohl hinziehen werden? Was wird sich hinter den Nebeln über den Wassern verbergen? Kann man ihnen vertrauen? Während die kühlen Nebel uns eher erschauern lassen, wirkt eine hoch aufgischtende Fontäne erfrischend auf Leib und Gemüt.

Seelischer Aspekt

Wie ist die *Luft-Wasser*-Mentalität? Das Buch, das Sie gerade lesen, ist in einer solchen geschrieben. Die Bilder der Elemente und auch die Aromamittel-Bilder sind nicht messerscharf gefaßt, denn mein Wissen ist aus Erfahrung entstanden, die sich nicht festlegen läßt, und meine Intention zum Buche ist, Ihnen durch die gewisse Unschärfe Raum zu eigener Intuition zu bieten.

Luft-Wasser-Menschen suchen und sinnen gerne um die Geheimnisse hinter den Dingen. Sie begeistern sich schnell für das noch Vage, Flüchtige, und so ist zu verstehen, daß sie für das, was in der Luft liegt, einen guten Riecher haben - z. B. auch für feine Wohlgerüche ... *Erde-* und *Feuer*-Menschen haben bei allem *Luft-Wasser*artigen naturgemäß bald den Verdacht, daß ihnen da mehr Schein als Sein vorgeflunkert wird. Man kann da nichts Festes bemessen, nichts recht beweisen, es zerfließt einem zwischen den Fingern. *Luft-Wasser*-Menschen lieben mehr die Unendlichkeit, die nicht aufhörenden Gedanken- und Bilderfluten, die aus ihnen nur so heraussprudeln. Das kann dann unmerklich zum Fluchtverhalten vor den ganz reellen Ansprüchen dieser Welt hinein in eine nebulöse Scheinwelt führen, was häufig bei Kindern, Künstlern und auch angeblich senilen Menschen belächelt wird. Eine Gratwanderung ist das zwischen schwärmerisch-romantischen Tagträumen und neurotischem Abdriften und Sich-Entziehen allem, dem es sich mutig zu stellen gilt. Extrem ist eine Flucht, aus der man nicht mehr auf die Erde kommen will oder kann: Im psychotischen Wahnschub kennt der Kranke keinen Bezug mehr zur *normalen* Umgebung, wird im wörtlichen Sinne *rücksichts-los*, und findet in Körper, Geist und Seele keine Ruhe mehr (vgl. auch Kap. *Luft-Luft*).

Körperlicher Aspekt - Behandlung

An der Physiognomie fallen bisweilen wasserblaue Augen auf mit einem seltsam feuchten, verschwommenen Blick. Der Teint ist blaß. Zarte, leicht blutende und schwitzende Haut und häufig verschleimte obere Atemwege kennzeichnen einen Menschen, der mit seiner *Luft-Wasser*-Konstitution nicht im reinen ist. Er macht den Eindruck, den alltäglichen Anforderungen des Erdenlebens nicht so recht gewachsen zu sein, und strahlt deutlich Schutzbedürftigkeit aus. Kälte macht ihm sehr zu schaffen; sie lähmt sowohl physisch wie psychisch seine Abwehrkraft, so daß Infektionskeime dann leichtes Spiel haben. Doch wenn das Lymphsystem wieder gut *im Flusse* ist, findet eine rasche *Blutreinigung* statt (im humoralpathologischen Sinn). Wärmeanwendungen sind dann diesem Temperament am liebsten (vgl. Dr. Rauch: Erkältungs- und Infektionskrankheiten. Siehe Literaturanhang).

In der Aromatherapie entsprechen den *Luft-Wasser*-Heilmitteln ätherische Öle wie Grapefruit und Myrte, wenn das Gefühl fröhlicher Leichtigkeit unterstützt werden soll, und Neroli, wenn es darum geht, sanften Schutz und liebevolle Zärtlichkeit zu vermitteln.

2.3 Das Element *Feuer* - das heißblütige Temperament

Eigenschaften allgemeiner Art:

1. a) Primärqualitäten: heiß und trocken; Yang-Energie.

   b) allgemeine Sinneseindrücke:
      Farben: alle Nuancen zwischen dunklen Rottönen über Orange zu kräftigen, strahlenden Gelbtönen;
      Klang: kräftige, impulsive, heftig-rhythmische Tonfolgen, kurze und ultrakurze Schallwellen, Allegro, Staccato;
      Duft: kräftig, scharf, herb, würzig;
      Geschmack: bitter, scharf.

2. Umwelt:
   Landschaftsformen: Steppe, Wüste, trockene Hochregionen;
   Himmelsrichtung: Süden;
   Klima: trocken-heiße Regionen;
   Jahreszeit: Sommer;
   Tageszeit: 12-18 Uhr;
   Astrologische Zeichen: Widder, Schütze, Löwe.

3. Körperorgane, -systeme:
   männl. Geschlechtsorgane; Schilddrüse; Verdauungsdrüsen, Magen, Leber/Galle; Immunabwehr.

4. Innenwelt - Psyche - Temperament:
Identität: Eigenwille; Taten- und Veränderungsdrang, sexuelle Lust;
Disharmonie: Wut, Zerstörung, Gewalt, Machtmißbrauch.

Poesie/Mythischer Aspekt

Feuer! Feuer! Freudige Faszination!
Feuer! Feuer! Schreie voll Angst und Schrecken!
Feuer! Das Ur-Element, das uns erst zum Natur beherrschenden Wesen machte! Und letztlich über uns seine Macht behält!

Sie kennen vielleicht den alten Griechenmythos von Prometheus, dem Titanen? Der war einer jener Sagenfiguren, die nicht mehr von der Allmacht des Göttervaters Zeus abhängig sein wollten, sondern Selbständigkeit anstrebten. Zeus enthielt den Menschen, deren Herausforderung er spürte, die Beherrschung des Feuers vor. Mit Hilfe von Athene, der raffinierten Göttermutter, kann sich Prometheus den Zugang zum feurigen Wagen der Sonne verschaffen und daran eine Fackel entzünden. Er bricht ein glühendes Stück Holzkohle ab und schenkt es den Sterblichen. Er hat das Feuer den Göttern geraubt und den Menschen gebracht, denen es verboten war!

Seelischer Aspekt

Dies war ja ein klassischer Autoritätskonflikt, wie er im übertragenen Sinne auch jedem Heranwachsenden begegnet. Derartige Konflikte entzünden sich an so manchem *heißen Eisen*, wie z. B. dem Benutzen eines eigenen Feuerzeugs bzw. eigener Zigaretten, den Regeln für den Umgang mit dem *Feuerwasser*, also dem Alkohol, dem *heißen Ofen* (Motorrad etc.) und, nicht zuletzt, den ersten sexuellen, *heißen* Liebeserfahrungen. Da werden hitzige Gefechte darüber ausgetragen, wessen Meinung denn gelte, die der Alten oder jene der Jungen, und wessen Entscheidungswille mehr ins Gewicht falle. Wer auf seinen Gewohnheiten bestehen möchte, seine liebgewonnenen Strukturen verteidigen will oder in seinem gemütlichen Trott neue Impulse nur als störend empfindet, der wird allerdings mit hitzigem Tatendrang und brennendem Weltveränderungswillen seine Probleme haben (vgl. Wasser-Feuer-/Erde-Feuer-Kapitel).

Poesie/Signatur

„Feuer fasziniert, nimmt in den Bann, entführt in andere Räume. Es hat etwas Transzendentes, Hinüberführendes aus dem Alltag in das Besondere und Umfassende. Es verbindet mit dem, was die Menschen immer als göttlich bezeichnet haben. Ein wild und hell auflodernes Feuer aus trockenem Holz, das hoch aufgeschichtet ist, ist wie ein Rausch, eine befreiende Gewalt, wenn es prasselt und kracht und die Funken stieben. Eine Bewegung, die mit Sexualität zu tun hat ..." (Jörg Rasche: Prometheus)

Seelisch-körperlicher Aspekt

Weibliches und männliches Feuer drücken sich am unmittelbarsten im sexuellen Verhalten und Erleben aus. Sympathie, Zuneigung, erotische Anziehung (dem Wasser-Element zugeordnet, vgl. dort) werden zu lustvoller Leidenschaft und sexueller Begierde *aufgeheizt*, wenn sich geschlechtliches *Feuer* entzündet, zwei sich *anmachen*. Und hier können die Glückseligkeit ungeahnter körperlicher Freude und die elende Verzweiflung nach Gewalttätigkeit die Polarität des Feuers in seiner Verwandlungskraft von gut zu böse sehr spürbar machen. Feuer steht für *göttliche Energie*, *schöne Götterfunken* ebenso wie für *Fegefeuer und teuflische Qual*, Feiertage und Kriegszeit. „Es glänzt im Paradies. Es brennt in der Hölle. Es ist Milde und Qual. Es ist Küche und Apokalypse" (Jörg Rasche: Prometheus).

Behandlung

In der Aromaheilkunde gilt es zum einen, *Feuer*-Menschen, die sich schnell *ausbrennen*, die ihre Energien zu ihrem eigenen Schaden vergeuden, mehr Boden unter den Füßen zu vermitteln, ohne ihre *Feuerkräfte* einzuschränken. Rosmarin (Feuer/Erde), Thymian (Feuer/Feuer/Erde) oder Engelwurz (Erde/Feuer) sind da passende Beispiele einer hilfreichen Essenzwahl. Andererseits vermitteln fast alle Duftöle europäischer und orientalischer/asiatischer Gewürzpflanzen die erwärmende Lebenswürze, die eine unterkühlte Verfassung (*Wasser*; *Erde*; s. dort) braucht. Beliebte *feuerhafte* Anwendungsarten sind hier Räucherungen mit harzigem Räucherwerk und natürlich die Spezialitäten der Aromaküche (vgl. Kettenring: Paradies Aromaküche).

Allgemein ist zu den *Feuer*-Essenzen noch zu sagen, daß sie die höchste Intensität besitzen, v. a. was ihre keimtötende, desinfizierende Kraft, ihren durchblutungsfördernden Charakter, aber auch ihre schleimhautätzende Wirkung anbetrifft. Außerdem regen sie die generelle Drüsentätigkeit und auch das vegetative Nervensystem stark an, so daß sie mit Bedacht ausgewählt und angewendet werden sollten. Vor allem in der Schwangerschaft und bei Kleinkindern ist von der Einnahme gerade der *Feuer*-Öle absolut abzuraten, da sie wehenfördernd wirken können und bei Kindern unter drei Jahren innerlich schon mit einem Tropfen überdosiert sind (mit der möglichen Folge spastischer Krämpfe u. ä.).

Duftbeispiele

Feuer/Äther: Weihrauch; Ysop;
Feuer/Feuer: Thymian (+ Erde); Ingwer;
Feuer/Luft: Kampfer; Latschenkiefer (+ Erde); Pfeffer (Feuer/Feuer/Luft);
Feuer/Erde: Oregano; Wacholder; Rosmarin; Zimtrinde;
Feuer/Wasser: Pfefferminz.

Feuer in Kombination mit *Luft*

Themen:

Identität: Begeisterung, rasches Handeln, Sturm und Drang;
Disharmonie: *Strohfeuer*; Illusionen; Hypermotorik; Selbstsucht;
Ätherische Öle: Latschenkiefer, Kampfer; Ysop (+ Äther).

Poesie

Der tiefe Kelch der Lust

Ich ging in dich hinein, wie in ein Feld
voll Sommerduft und reicher Ährenlast.
Ich baute mir in dir ein Garbenzelt
und wähnte mich in einem Goldpalast.

Die Tage flogen wild um unser Haus,
die Vögel zogen in uns ein und aus,
der blonde Weizen rieselte wie Wein
in unsern tiefen Kelch der Lust hinein.

So war mein Leben auf ein Tun gestellt:
Dein Herz umspannte meine ganze Welt,
und alle Fluren tanzten um mein Glück.

Da kamen Winde und verwirrten dich,
da kamen Falter und entführten dich,
und ließen mich im Stoppelfeld zurück.

(Rose Ausländer)

Signatur

Luft in's Feuer. Mit dem Blasebalg die Glut anfachen. Winde, die in den Brand hineinfahren und ein Löschen schier unmöglich machen.

Die Hitze bläht sich auf, Funken fliegen und erlöschen sogleich. Die Restglut des Holzfeuers noch einmal durch kräftiges Anpusten auflodern lassen, bevor es gänzlich verglimmt. Hat das Feuer nur geringe Nahrung, so läßt ein Windzug es zwar kurz und kräftig hohe Flammen werfen, doch ein solches Strohfeuer hält nicht lange an. Hohe, kurzlebige Energien treffen aufeinander, und dabei können machtvolle Entladungen stattfinden, man denke an einen heftigen Gewittersturm; vor allem die noch *trockenen* Blitze, von starken Windböen begleitet, sind in ihrer Intensität zu fürchten. Manche Scheune ist da nicht mehr zu retten, sie brennt wie eine riesige Fackel ab.

Seelischer Aspekt

„... mein Leben auf ein Tun gestellt ...
... alle Fluren tanzten um mein Glück ...
... wähnte mich in einem Goldpalast ..."

Was für ein Lebensgefühl:

Ich weiß genau, was ich gerade will. Nichts außer diesem Wollen und Tun gilt. Es geht um mich, mein Glück, das doch alle nur wünschen und in jeder Hinsicht beflügeln wollen. Mir geht es glänzend, was wollt ihr denn mit euren Bedenken? Jetzt habe ich alles, was ich brauche, was kümmert mich das Morgen? Es ist eine Lust zu leben, was kostet die Welt, ich liebe alles, alle!

Es ist die Zeit jugendlicher Unbekümmertheit, Abenteuerlust, Freiheitsfreude und ungebremster Begeisterungsfähigkeit für das Schnelle, Weite, Ideelle, das sofort erobert und ergriffen werden soll. Nüchterne Einwände werden überstürmt, *Flower-Power* kennt keine Grenzen.

Das Leben ist kurz; hier und jetzt bin ich, will ich, bekomme ich! Irgendwie ist es ja schon schade, daß das nicht lange währen kann. Die Ernüchterung und Integration ins *solide* Leben kam nach der angefachten Glut der 60er und 70er Jahre doch allzu deutlich - und bei nicht wenigen stellte sich ein schales Gefühl, gemischt mit Wehmut und Enttäuschung, wegen der nachfolgenden Realität ein. Bei einer kleinen anarchistischen Schar gedieh diese *Feuer-Luft*-Zeit, bedingt durch ihre Unzufriedenheit und dem daraus entstandenen Haß, zu einem unerlösten *Feuer-Feuer*-Handeln, und sie versuchte, den vermeintlichen Feind mit radikaler Gewalt niederzubrennen ...

Ungeduld und extrem niedrige Frustrationstoleranz sind die vehementen Antriebskräfte einer unbefreiten *Feuer-Luft*-Phase. Damit kann man seine Umgebung und sich selbst verrückt machen, und im Alltagssprachgebrauch ist dann alles *wahnsinnig*, was aber vor allem die eigenen Tendenzen beschreibt.

Körperlicher Aspekt

Feuer-Luft-Menschen können *Erde*- oder *Wasser*-Menschen tatsächlich durch ihren unfaßbaren Drang nach Bewegung wahnsinnig machen. Hypermotorische Kinder sind kaum zu bremsen, ihre Zimmer sehen nach fünf Minuten wie Schlachtfelder aus. Sie fallen auch durch einen starken Bedarf an Zucker auf (der schnelle Energiespender) und scheinen nie genug davon bekommen zu können. Logisch: Zucker geht rasch ins Blut, facht die Kräfte an, man wähnt sich gut gestärkt und will diesen Zustand aufrechterhalten. Da aber durch die Kohlenhydrate (v.a. von raffinierten Süßwaren) das Nervenvitamin B gehemmt wird, ist der belebende Effekt kurzer Natur, man braucht mehr ... Übrigens ist das ein treffender körperlicher Spiegel unseres modernen, unersättlichen, illusionären Zeitgeistes. (Der heutige Zuckerkonsum hat nebenbei bemerkt sein Pendant im enormen Verbrauch aufputschender coffeinhaltiger Getränke!).

Der Herzmuskel und die Atemmuskulatur sind meist die Bereiche, die diese Überbetonung und einseitige Belastung vor allem des sympathischen Nervensystems schlecht vertragen und dies mit heftigen Krampfattacken signalisieren. Ebenso sind häufige Muskelkrämpfe in den Extremitäten (Wadenkrämpfe) zu verstehen. Gleichzeitig erschlafft das vegetative Nervensystem bzw. die Verdauungsmuskulatur.

Behandlung

Sportler kennen gewiß die vielen kampferhaltigen Muskeltonika. Sie sollen einseitigen Belastungen vorbeugen helfen, Verkrampfungen lindern und die Atemleistung stärken. Das tun sie auch, wenn sie nicht - auch in noch so geringen Mengen - überdosiert werden. Herzmuskelkranken Menschen hat man minimale Kampferlösungen injiziert, doch wehe, wenn es auch nur ein Milligramm zu viel war. Schluckt ein Säugling zufälligerweise einen Milliliter Kampferöl, so ist ihm der Herztod sicher. (Kampferhaltige Öle und Salben von Kleinkindern fernhalten - also auch Rosmarin oder Eukalyptus!). Die Muskulatur des Brustkorbs und der Brustwirbelsäule schätzt hingegen ein gut gemischtes Heilöl aus Latschenkiefer, Meerkiefer und Kampfer (auf 10 ml Mandelöl je 2 Tr. der Kiefernöle und 1 Tr. Kampfer) bei muskulär bedingten Atemeinschränkungen.

Das heilige Kraut der Bibel, der Ysop, wirkt darüber hinaus noch in den Äther-Element-Bereich. Er kann helfen, sich auf Wesentliches zu konzentrieren. Eine Ysop-Meditation mit der Duftlampe kann uns in mediterranes Sonnenlicht versetzen und uns sanft dafür erwärmen, doch die Kraft des Herzens zum Segen auch des Schwachen werden zu lassen.

Feuer in Kombination mit _Feuer_

Themen:

Harmonie: Kampf um Gerechtigkeit; starker Durchsetzungswille;
Disharmonie: fanatische Vergeltungswut; blinder Haß; Amoklauf;
Ätherische Öle: Thymian, Bergbohnenkraut, Ingwer.

Poesie

Was verletzt wird, rächt sich

Wird die Themis nicht beachtet,
ist die Nemesis da,
die Göttin der Rache und des gerechten Zorns,
der sich gegen diejenigen richtet,
die eine Ordnung,
vor allem eine Ordnung der Natur,
durchbrochen haben
und ihre Regel und Norm verletzen.
Die Göttin war immer zur Stelle,
wenn Themis auf irgendeine Weise
verletzt wurde.

(Griechische Mythologie)

Wohltätig ist des Feuers Macht,
wenn sie der Mensch bezähmt, bewacht,
und was er bildet, was er schafft,
das dankt er dieser Himmelskraft;
doch furchtbar wird die Himmelskraft,
wenn sie der Fessel sich entrafft,
einhertritt auf der eigenen Spur,
die freie Tochter der Natur.

(aus: Friedrich von Schiller: Lied von der Glocke)

Signatur

Tschernobyl 1986. Brennender Atomreaktor. Schauen wir eine der Folgen an, spüren wir, wie unerbittlich sich die *Nemesis* rächt:
Die Kinder der weiteren Reaktorumgebung dürfen nicht mehr auf den verstrahlten Wiesen spielen. Also selbst völlig Unschuldige erleiden die Rache der Natur, die sich durch das unverantwortliche Hantieren der Menschen mit den ungeheuren Himmelskräften verletzt fühlt.

Und so ist es immer, wenn es zum Großbrand kommt: Alles Geschaffene, alle Kreatur, rafft es hinweg, tabula rasa, da wird reiner Tisch gemacht. Winzige Unachtsamkeiten lassen den Funken zum unbeherrschbaren Flammeninferno werden. Was bleibt übrig nach den Flammen? Völlig verwandelte Materie. Es ist nichts mehr so, wie es vorher war. Die Wärmeenergie ist so stark, daß sie nicht anders kann, als es auf sich zu nehmen, zu zerglühen und dadurch zumindest Potential für Neues zu schaffen ... Denken wir hier an das sich verflüssigende Glas oder Metall im Schmiedefeuer: Erst durch diese Transformation ist es zum nützlichen bzw. kunstvollen Gegenstand verwandelbar.

Seelischer Aspekt

So moralisch verwerflich skrupelloser Durchsetzungswille ist, dem zum Erreichen seiner Ziele alle Mittel, auch notfalls die der Zerstörung, recht sind (beliebter Spruch: ,,Der Zweck heiligt die Mittel.''), *Feuer-Feuer*-Menschen zählen jedenfalls zu den bedeutenden *Transformatoren* im persönlichen wie gesellschaftlichen Bereich. Es geht ihnen um leidenschaftliches Engagement für eine aus ihrer Sicht gute und wahre Sache, die sie mit Macht gegen alle Widersacher erstreiten wollen. Sie können faszinierende Führerpersönlichkeiten sein, die eine große Anhängerschaft *erhitzen*. Ungerechte Verhältnisse müssen umgewälzt werden, koste es, was es wolle. Daß ein gnadenloses In-Kauf-Nehmen von Opfern wieder neue Ungerechtigkeiten, Unwahrhaftigkeiten und wiederholte Unterdrückung mit sich zieht, übersieht der entweder-oder-denkende Revolutionär. Eine derart erbarmungslose Revolution frißt ihre Kinder. Übrig bleiben bleiche, blutarme Gerippe des hehren Ziels. Damit etwas völlig Neues entstehen kann, muß aber das Überfällige, Überkommene absterben, und insofern kann die sich selbst zerstörende *Brandphase* sogar im politischen wie auch persönlichen Reifeprozeß notwendig sein, so schmerzhaft, ja brutal dies tatsächlich ist. Die entsetzliche Gefahr dabei: Es wird auch das letzte Quantum an Regenerationskraft eingeäschert, sprich: Selbst der tragfähige, feuerfeste, fruchtverheißende Boden wird bis in die Tiefe versengt, so daß nach dem Brand nichts mehr bleibt für einen Neuanfang.

In der Psychotherapie ist dies das Risiko einer endgültigen Psychotisierung und der absoluten Desintegration bewußtgemachter *Schatten*-Gefühle, die im therapeutischen Prozeß auflodern und wie höllische Dämonen die Persönlichkeit auf eine Zerreißprobe stellen. ,,Allerdings bedarf es dazu eines feuerfesten Gefäßes, das die Intensität des Feuers auszuhalten vermag. Bei wenig gefestigter Ich-Struktur und zu schwachen Ich-Grenzen besteht die Gefahr, daß das Gefäß gesprengt wird, das Feuer wie der Lavastrom eines ausbrechenden Vulkans die Persönlichkeit überflutet und ausglüht zu einem erloschenen Vulkan. Es kann dazu kommen, daß ein abgespaltener Komplex so aktiviert und beherrschend wird, daß das Ich sich mit ihm total identifiziert und im Extremfall glaubt, zum Beispiel der Messias oder der Teufel zu sein." (K. Anderten: Die vier Elemente im Traum)

Erstaunlich, in welchem Maße doch individuelles und gesellschaftliches *Antlitz* vergleichbar sind, denken wir nur an die jüngere deutsche Geschichte in ihren *Feuer*-Verwandlungen vom 1. Weltkrieg zur Weimarer Zeit; zur Nazi-Zeit zum 2. Weltenbrand zur Landes-Spaltung zur *Wende* zu ... (Es brennt in Deutschland stellenweise schon wieder!) - „Nichts ist innen, nichts ist außen, denn was drinnen ist, ist draußen ..." (Goethe).

Körperlicher Aspekt

Wenn sich jemand ohne Rücksicht auf Nachschub und Regeneration des eigenen *Bodens*, des eigenen Körpers, verausgabt, geschieht meist dieses: Früher oder später geht nichts mehr, durch Einsicht oder Krankheit wird sich der Betreffende zur Ruhe zwingen. Das kann eine banale Grippeinfektion sein oder eine andere heftige akute Symptomatik, die den heißgelaufenen Motor abbremst und zu gemäßigterer Gangart - zumindest vorübergehend - veranlaßt.

Beim *Feuer-Feuer*-Menschen wird das radikaler abgehen: Er hält weder seelisch noch körperlich irgend etwas von Mäßigung, denn die hat in seinen Augen etwas mit Schwächung zu tun und ist zu verachten. Mit innerer Panik vor jeder Erkrankung wird er versuchen, diese im Keim zu ersticken, kein Symptom zuzulassen und sich vor jeglichen Ansteckungsgefahren in acht zu nehmen. Daß genau diese Haltung, die ja eine wirkliche Berührung mit dem Leben verhindert, krank macht, wird dem *Feuer-Feuer*-Menschen durch solche Beschwerden schmerzhaft beigebracht, wie sie z. B. mit „Neurodermitis-Symptomen" einhergehen, oder es schwelt im *inneren Ofen*, dem Eßkanal (*Es-Kanal*), und die entsprechenden Symptome nennen wir dann Colitis ulcerosa, Hepatitis, Entzündungen der Gallenwege, allgemeine Leber-Stoffwechselstörungen.

Behandlung

Basileios heißt *König* im Altgriechischen, und in biblischen Zusammenhängen wird er gern genannt, wenn es um einen gütigen Herrscher geht. Der Name verbirgt sich im Basilikumkraut, dessen Duftöl im psychischen Bereich jene gütige Eigenschaft unterstützen hilft. Die heiß-würzigen Duftöle, wie z. B. auch Thymian, geben Mut zur Durchsetzung unseres Selbst, doch nur in Maßen genossen (2-3 Tr. in der Duftlampe oder auch zu würzigem Speiseöl). Dann können sie auch eine gewisse Notwendigkeit für die Grenzen des *Feuers* vermitteln. Ein geringes Zuviel wirkt schon scharf. Hier wird die Ambivalenz des Feuers am spürbarsten: Wenig facht die Lebenskraft an (Thymian wirkt stark anregend auf die Schilddrüse), viel hemmt sie (Thymian und Bohnenkraut sind aromatherapeutische *Antibiotika*), und durch zu viel wird sie zerstört (schleimhautverätzend, Tachykardie), übrigens eine alte naturheilkundliche Regel (Arndt-Schulz'sche Behandlungsregel!) *Viel* und *wenig* sind sehr relative Begriffe: Ein *Erde-Wasser*-Mensch braucht 2 Tropfen mehr, ein *Feuer*-Mensch eher weniger an *Feuer*-Duftölen, um sich *anfachen*, reinigen oder *verwandeln* zu lassen! Als verdünnte Gewürzöle können sie besonders die Reinigungsprozesse der Leber und die Fettverdauung erleichtern helfen (Rezepte siehe: Kettenring: Paradies Aromaküche).

Feuer in Kombination mit *Erde*

Themen:

Harmonie: fundierte Tat, Tüchtigkeit, Ehrlichkeit;
Disharmonie: Erfolgszwang, Ellenbogenmentalität, Manipulation;
Ätherische Öle: Thymian, Rosmarin, Basilikum.

Poesie

ADAM DER ERSTE

Du schicktest mit dem Flammenschwert
Den himmlischen Gendarmen
Und jagtest mich aus dem Paradies,
Ganz ohne Recht und Erbarmen!

Ich ziehe fort mit meiner Frau
Nach anderen Erdenländern;
Doch daß ich genossen des Wissens Frucht,
Das kannst du nicht mehr ändern.

Du kannst nicht ändern, daß ich weiß,
Wie sehr du klein und nichtig,
Und machst du dich auch noch so sehr
Durch Tod und Donnern wichtig.

...

Vermissen werde ich nimmermehr
Die paradiesischen Räume;
Das war kein wahres Paradies -
Es gab dort verbotene Bäume.

Ich will mein volles Freiheitsrecht!
Find' ich die g'ringste Beschränknis,
Verwandelt sich mir das Paradies
In Hölle und Gefängnis.

(Heinrich Heine)

Signatur

Wenn es brennt und die Erde dem Feuer immer neue Nahrung gibt, dann gibt es kein Erbarmen - es muß alles verbrennen. Einen brennenden Wald zu löschen ist fast Sisyphusarbeit - verborgene Glutnester lassen die Flammen wieder und wieder an den Stämmen hochzüngeln. Solange Brennbares vorhanden ist, muß das einmal entfachte Feuer immer weiterfressen und voranwüten und versengen, was ihm in den Weg kommt. Es kann gar nicht anders - das ist seine Eigenart. Nur sehr kleine Flämmchen kann man versuchen auszuschlagen oder mit Sand zuzuschütten, damit sie ersticken. Ein Flammenmeer bedient sich der Erde und fragt nicht lange um Erlaubnis, sondern fordert sein Recht ein - und gewinnt meist.

Doch es gibt auch die andere, wohltuende *Feuer-Erde*-Variante: das *domestizierte* Feuer in Herd und Kamin. Die *Nahrung*, die es da verzehrt, speist mit regulierbarer Wärme Herdplatte oder Kamingestein, Kachelofen oder Allesbrenner. Und diese Wärme strahlt Geborgenheit und heimeligen Schutz aus und stellt die Grundlage wiederum für die Zubereitung unserer Nahrung dar - sozusagen als äußere *Vorverdauung* der Nahrungsmittel.

Seelischer Aspekt

„Du kannst es - du schaffst es - du wirst gewinnen!“ - Das ist das Leitmotiv für ein *Feuer-Erde-Leben*. Was stand vor einiger Zeit noch auf deutschem Münzstück eingeprägt: „citius-altius-fortius“ = schneller-höher-stärker!

Das sind olympische Ziele, die mit ehrlichem Bemühen, Training und Fairneß, domestizierter Willens- und Muskelkraft erreicht und im gemeinschaftlichen Wettkampf mutig erkämpft werden sollen. Jemanden mit solchen Qualitäten in einem Arbeitsteam zu haben ist wie ein Ofen, der alle erwärmt, zusammenhält und die *Motorfunktion* übernimmt. Wenn keiner mehr kann - der wird's immer noch schaffen. Doch das kann umkippen - und zwar in eine in der westlichen Gesellschaft häufig zu beobachtende Kehrseite der Medaille: aus dem *Motor* wird der *Macher*, der alles zu können meint.

Ob am Arbeitsplatz oder in der Partei, was zählt, ist Leistung, Wohlstand, Erfolg, Effektivität, Kompetenz, Motivation zu Fortschritt, Produktionssteigerung, Wachstum. Wage es, gewinne oder lasse es sein! Ein Projekt muß in Richtung Erfolgsmaximierung strukturiert werden; Mißerfolg darf nicht sein, gibt es bei uns nicht, fürchtet die geschäftige Welt in oft unverhältnismäßigem Maße.

Im Sport ist eine maßlose Selbstüberschätzung häufig anzutreffen, vor allem, wenn Siege auch noch mit hohen Prämien verknüpft sind. Oben auf dem Podest stehen, den Willen durchgesetzt zu haben, Lob und Preis heimzubringen, das läßt die Brust schwellen, nährt aber auch die Starallüren und den Hang der Recken zum Doping ... Und die Zuschauer identifizieren sich mit deren Potenz, da ist eben jede Illusion recht. Vom heldenhaften Kämpfer zum hochgeputschten Siegemacher, es bleibt da nicht mehr viel echte, dem Sportsgeist entsprungene Stärke übrig. Ob Olympias Geist wieder Chancen erhält?

Stalingrad und Vietnamkrieg: Zwei extreme Beispiele von Selbstüberschätzung und gnadenlosen Selbstbetrug, die Übersteigerung einer Lebenshaltung sind, der nicht wenige Menschen immer wieder verfallen. Warum, wofür? Es ist die perfekte Form des Ausblendens von Schattenseiten, weil Versagen nicht sein darf, als lebensbedrohlich empfunden wird. Immer weitermachen, auch wenn man irgendwo im tiefsten Inneren vielleicht ahnt, daß dies womöglich irgendwann auf eigene Kosten geht. Was, wenn die Bedingungen zum Weitermachen nicht mehr existieren, was, wenn die Ausbeutung sich gegen die eigene Person wendet, man übrigbleibt als ausgebranntes Wrack?

Körperlicher Aspekt

Daß der Körper nicht mehr die Grundlagen zum *Weiterbrennen* bringt, merkt ein Mensch in der *Feuer-Erde*-Phase an zwei typischen, scheinbar entgegengesetzten Erfahrungen bzw. Verhaltensweisen: Er arbeitet so lange, bis er umfällt und schwer krank im Bett liegend plötzlich mit sich selbst konfrontiert wird. Das hält er kaum aus, jetzt zur Ruhe, zur Handlungsunfähigkeit gezwungen zu sein, und er wird also alles in Bewegung setzen, damit schnelle Abhilfe geleistet wird. Jedes Medikament, jede Methode ist recht, nur schnell muß die Befreiung kommen. Damit es dann ja nicht wieder so weit kommt, wird rechtzeitig *Hilfe* gesucht, angefangen bei A wie Antibiotika über B wie Betablocker oder T wie Tranquilizer bis Z wie Zellkuren. Da der Stoffwechsel, der Ofen, auf Hochtouren heizen muß, müssen Kohlen nachgeschoben werden. Das geschieht in Form von Nahrung, die rasch Energie bereitstellt, also kohlenhydratreicher und fleischlicher Kost.

Und die wird *geschlemmt*. Was bei alledem schließlich streikt, sind das Herz und die Nieren. Hoher Blutdruck kann ein erster Hinweis sein, daß mit dem Leistungsdruck übertrieben wurde; das unsensible Nicht-Wahrnehmen eigener Grenzen und derer anderer Menschen kann sogar Auswirkungen auf die feinen Gefäßkapillaren des blut- und harnleitenden Systems haben, was Herzkranzgefäße und Nierenepithel gefährdet. Chronische Belastung kann im schlimmsten Falle zu Herzangina oder -infarkt wie auch zur Nierenkolik führen. Ein Rückstau der harnpflichtigen Stoffwechselgifte ergibt oft arthritische Gelenkbeschwerden - womöglich gerade dort, wo der Schaffensdrang am deutlichsten gebremst wird: in Händen und Beinen (Knien).

Behandlung

Der Ruhe, Beständigkeit und rechtes Maß vermittelnde *Boden* des *Erde*-Anteils ist dem *Feuer-Erde*-Menschen Heilmittel und *Schatten* zugleich. Aber sich selbst zu mäßigen heißt eben nicht, sich zu geißeln und zu fesseln, sondern den eigenen Horizont sowohl nach innen als auch nach außen abzustecken für das, was geht und was nicht geht. Und um sein Maß finden zu können, braucht es Muße und gelegentliches Innehalten. Es muß ja nicht gerade eine Fasten-Schweige-Woche in einer fernab gelegenen Einsiedelei sein ... - aber ein geistiges und körperliches Entschlacken mit Hilfe eines festen Ruheabschnitts in der Woche, in dem die Pflege des eigenen Seelenlebens Vorrang hat, gehört heute in jeden Manager-Terminkalender. In solchen Schäferstunden mögen ein paar Tropfen Inspiration und Entspannung in der Duftlampe (s. äther. Öle aus dem Wasser- und Erde-Element) und auch ein beruhigendes Bad sehr hilfreich sein.

Um aber all den Herz- und Kreislaufsymptomen vorzubeugen, wären eher morgendliche Duschen mit einem Gel aus Rosmarin, Zirbelkiefer und Lemongrass sinnvoll, vor allem auch wiederholte Becken-, Bein- und Fußmassagen mit kraftspendenden Aromaölen wie Thymian (auch für Brustbeinmassage - Thymusdrüse! - bei Herzasthma), Basilikum (auch für die entsprechende Kopfzone: Unterkiefer und Schädelbasis) und Engelwurz für Becken-, Magen- und Stirnhöhlenbereiche. Solche starken ätherischen Öle können allerdings empfindliche Haut leicht überreizen, deshalb (wie bei fast allen Aromamassagen) unbedingt mit einem fetten Öl vermengen (auf 10 ml Öl max. 10 Tr. dieser ätherischen Öle). Vorsicht ist auch bei Schilddrüsenüberfunktion geboten. Mit diesen Düften angeregt, *feuert* diese Drüse erst recht, und es kann zu *Herzstolpern* (Arrhythmie) kommen.

Feuer in Kombination mit *Wasser*

Themen:

Identität: Power mit Gefühl; Becken mit Herz; gezähmter Wille;
Disharmonie: gelöschte Kraft, Ohnmacht, Selbstzweifel;
Ätherische Öle: Majoran; Minze (Feuer/Luft-Wasser).

Signatur/Seelischer Aspekt - Poesie

Wassertropfen fallen auf Flammen nieder. Sie haben - zumindest anfangs - kaum die Kraft, das Feuer zu löschen. Es wird nur Qualm geben. Kommt aber immer mehr Wasser, so muß das Feuer allmählich um seine Existenz bangen.

Noch *menschlicher* betrachtet:

Was ist, wenn die *Wasser*-Macht unklar ist? Mal ist sie deutlicher, mal weniger spürbar. Wie richtet man mit der unberechenbaren Drohung einer *kalten Dusche* den eigenen Willens- und Tatendrang ein? Duckt man sich, begehrt man auf, schließt man einen Nichtangriffspakt oder freundet man sich mit dem so anderen an, entdeckt fremde Qualitäten und verwandelt die Angst vor der nassen Bedrohung? Zu was?

Die *Feuer*energie hat Yang-, sprich männliche Charaktertendenz; sie brennt und ist dann schwer zu beherrschen, will lieber selbst herrschen, komme, was da wolle, gegebenenfalls auch rücksichtslos, außer Kontrolle geraten, gewalttätig-zerstörerisch. Diese Energie ist ein Teil des *Animus*, dem von C. G. Jung so genannten *männlichen* Part unserer Seele. Interessant ist, wenn man diesen Animus unter national-archetypischem Blickwinkel betrachtet, wie das 1987 die deutsche Schriftstellerin Luise Rinser tat, die jahrelang in Italien gelebt hat: „Deutschland ist ein Männerland, ein Land der Väter, in dem das Männliche und der Mann die Vormacht hat. Deutschland ist das, was man ein Animus-Land nennen kann, im Gegensatz zu Italien, das ein Anima-Land ist, ein Land weiblicher Qualitäten, das Land der Madonna, der christianisierten Muttergottheit. Für mich ist Deutschland das Vaterland, aber Italien ist mir zum Mutterland geworden ... Das Deutsche hat seine Größe. Man höre Wagners Nibelungenring, und man kann wissen, was ich meine ... Als ich hörte, daß Hitler leidenschaftlicher Wagnerianer war, begriff ich meine intuitive Ablehnung ... Als Hitler mit Gift und Feuer endete, wollte er ganz Deutschland mit ins Nichts reißen ..."

(L. Rinser: Reden über das eigene Land)

Hier haben wir gleich zwei Aspekte des *Feuer-Wasser*-Themas: Die unerlöste, hörige, letztlich (selbst)zerstörerische Seite eines *wagnerianisch* empfundenen Deutschlands; andererseits ein *mütterlich-weibliches* Italien, das nach Luise Rinser regelrecht „lebensverliebt" ist. Doch solch mediterrane *Lebens-Verliebtheit* ist einem guten Deutschen etwas für den Sommerurlaub, ansonsten aber nur kleinen Kindern genehmigt und evtl. noch romantisch veranlagten Künstlern, beides nicht ernst zu nehmende Wesen in der wirklichen, ernsthaften Welt der Willenskraft und des Machtkampfes …

Also: Eine einseitige Animusbetonung setzt sich und andere der Gefahr aus, über das Ziel hinauszuschießen und sinnlos zu brennen.

Selbstverständlich - um die männliche Leserseele zu beschwichtigen - ist die Animussignatur nicht gleichzusetzen mit Lust an Gewalt und Zerstörung; sondern hier geht es um die unerlöste, angstbesetzte und damit sich selbst hemmende Seite des männlichen Teils der Psyche, die angesichts der so gänzlich anders gearteten Anima Ohn-Machts-Befürchtungen bekommen kann (vgl. Kap. *Wasser*).

Die Stärke einer harmonischen *Feuer-Wasser*-Verbindung, in der das Wasser in die Feuerbereiche einfließen darf, der Feueranteil sogar ein Bedürfnis nach den Qualitäten des Wassers entwickelt, finden wir beispielsweise in der Persönlichkeit von Männern wie Martin Luther King oder Mahatma Gandhi, die man *Revolutionäre der Liebe* nennen könnte: Ihre stärkste Waffe ist ihr unerschütterlicher, aber immer gewaltloser Widerstand, der von liebevollem Respekt jedem Menschen gegenüber durchdrungen ist.

Körperlicher Aspekt

Zwei Themenkreise sollen hier genannt sein:

a) harmonische Tätigkeit der Verdauungsdrüsen
b) harmonische Sexualität

Beide haben wohl - außer ihrem besonderen Bezug zum Feuer-Wasser-Temperament - nichts direkt miteinander zu tun …

a) Die Aggressivität der scharfen, zersetzenden Verdauungssekrete (Säuren - Element Feuer) puffert der Organismus mit Hilfe der Fließregulation der Schleimhäute (Schleim - Element Wasser) wie auch mit deren eher basischen Beschaffenheit ab. Kippt hier die Waagschale zuungunsten der Wasserseite, so sind die Häute des Verdauungskanals leicht angreifbar, der Organismus beginnt, sich selbst zu verdauen. An die eigene Substanz gehen sich vor allem Menschen, die in ihrem Tatendrang weder die ausgleichenden

Ruhebedürfnisse ihres Organismus berücksichtigen noch im umfassenden Sinn ihre Übersättigungsgefühle. Die Kunst liegt also darin, ein Gleichgewicht zwischen Schaffensdrang und erholsamer Muße zu finden, gleichsam die Aktivität von außen durch innere Gelassenheit verdauen zu können.

b) *Harmonische Sexualität* hat unter der *Feuer-Wasser*-Perspektive wieder mindestens zwei Aspekte. Zum einen den eines Gleichgewichts zwischen sexueller Lust, Begierde, Geilheit (Feuer) und erotischer Verführung, Verspieltheit, Hingabe (Wasser), zwischen offensiver Anmache und sich verströmendem Anbieten, zwischen explosivem Drängen und berauschtem Empfangen. Da bisweilen aus dem feurigen Drängen ein gewalttätiges Bedrängen werden kann, kann gerade bei Männern die *Wasserschale* nie voll genug sein ... Womit der zweite Aspekt anklingt. In Stichworten: Lust + Muße + gegenseitiger Respekt = harmonische körperliche Liebe. Das wäre sozusagen ein *Feuer-Wasser-Äther*-Erleben.

Behandlung

Es gibt nicht gerade viele Behandlungsarten bzw. Heilmittel, die in der ihnen innewohnenden Gegensätzlichkeit der *Feuer-Wasser*-Thematik gerecht würden. Was lust- und erosunterstützende Heilmedien angeht, sind sicher die in allen Kulturen gebräuchlichen buntschillernden Aphrodisiaka zu nennen, die auch im Duftpflanzengarten reichlich zu finden sind ... (Weiterführende Literatur: G. Krahl und A. Riepe: Wonnestunden; C. Müller-Ebeling und C. Rätsch: Isoldens Liebestrank). Amüsant in diesem Zusammenhang ist ein Zitat aus der mittelalterlichen Heilkunde der heiligen Hildegard von Bingen, in der sie auch von den Liebeskräften des Weines spricht: „Der Wein ist das Blut der Erde und ist in der Erde wie das Blut im Menschen: Er hat eine gewisse Gemeinschaft mit dem menschlichen Blut und leitet deshalb wie ein geschwind sich drehendes Rad aus der Blase zum Mark hin und versetzt es in eine äußerst heftige Glut, so daß nun seinerseits das Mark wieder dem Blut die Glut der Geschlechtsbegierde verleiht. Darum soll ein Mensch, wenn er einen edlen und starken Wein trinken will, diesen mit Wasser mischen, damit seine Kraft und seine Glut etwas herabgesetzt und gezügelt werden."

Wahrscheinlich wollte die Äbtissin den folgenden Zustand blinden Liebesrausches zügeln, den der orientalische Dichter Nizami so schwärmerisch beschreibt: „Sie hatten gemeinsam vom Duft einer Blume gekostet. Ihr Name war fremd, doch ihr Zauber so groß ... und noch hat es niemand gesehen. So tranken sie weiter vom Wein und vom Duft, tranken bei Tage und träumten davon in der Nacht; und je mehr sie tranken und je tiefer sie ineinander versanken, um so blinder wurden ihre Augen und um so tauber ihre Ohren ... Sie lebten auf der Insel ihres Rausches allein. Sie hatten einander gefunden, und mehr wollten sie nicht."

Was ist da zu tun? Lieben lassen natürlich; aber wer unbedingt duftende *Löschmittel* gegen zu heiße Begierden anwenden will, möge sich mit Kampferöl einreiben, Majoranessenz in die Duftlampe tropfen und in einem Minzevollbad nachspüren, ob er/sie sich nun in Lavaglut oder in Gletschereis tummeln möchte ...

2.4 Das Element *Erde* - das ernste Temperament

Eigenschaften allgemeiner Art:

1. a) Primärqualitäten: kalt und trocken; Yin-Energie.
   b) Allgemeine Sinneseindrücke:
      Farben: schwarz, grau, braun, dunkelgrün, beige;
      Klang: tiefe Töne, lange Wellen, Andante;
      Duft: herb, schwer, moosig-erdig, holzig, harzig-teerig;
      Geschmack: salzig.
2. Umwelt:
      Landschaftsformen: Gebirge, Schluchten, Höhlen, Karst;
      Himmelsrichtung: Westen;
      Klima/Wetter: z. B. Tundra: kalt u. trocken;
      Jahreszeit: Herbst (Trockenzeiten);
      Tageszeit: 18-24 Uhr;
      Sternzeichen: Steinbock, Stier, Jungfrau.
3. Körperorgane, -systeme:
      weibl. Genitalien, Darm, Skelett, vegetatives Nervensystem.
4. Inwelt - Psyche - Temperament:
      nährend, verwurzelt, pflichtbewußt; erstarrt.

Poesie

Wir rufen die reiche Erde an!
Die Gesundheit und Glück besitzt
und mächtiger ist
als alle ihre Kreaturen!
Diese weite Erde lobpreisen wir,
von Pfaden weithin überzogen,
die erzeugende, reichlich tragende,
deine Mutter, heilige Pflanze!
Wir lobpreisen die Länder, wo du wächst,
süß duftend und schnell ausbreitend,
das gesunde Wachstum der Mutter Erde. ...
Die Erde ist die starke Bewahrerin,
die heilige Erhalterin und Versorgerin!
Wir lobpreisen die Stärke und Lebenskraft
der mächtigen Erhalterin, der Erde,
geschaffen vom Himmelsvater! ...

Wir lobpreisen die Heiler der Erde,
die das Geheimnis der Kräuter und Pflanzen kennen;
diesen Heilern hat der Engel der Erde
sein altes Wissen offenbart.
Der Herr schuf die Heilmittel aus der Erde,
und der weise Mensch soll sie gebrauchen. ...
Wir lobpreisen die Bauern der Erde, ...
Wer die Erde bebaut
mit dem linken und rechten Arm,
dem wird sie eine Menge Früchte hervorbringen, ...
Wenn die ganze Erde zum Garten wird,
kann die ganze verkörperte Welt frei werden
von Alter und Tod, von Verderben und Fäule,
für alle Zeiten. ...
Wahrheit wird aus der Erde hervorquellen
und Zufriedenheit in unserem Lande wohnen.

(aus den *Schriftrollen der Essener*, ca. 2. Jh. v. Chr.)

Signatur

Erdverbundenheit - ist das ein Wort, das bald niemand mehr kennt? Die *mütterliche* Geborgenheit einer warmen Wiese oder einer erdigen Höhle spüren, den *väterlichen* Schutz eines großen Baumes genießen, sich an der urigen Lust erfreuen, in Erdmatsch zu wühlen - wer darf es noch erleben?

Gerade angesichts des Baumsterbens, giftbelasteten Bodens und einer rasanten Ausbeutung aller Rohstoffe in den entlegensten Winkeln dieser Erde sind einfache elementare Erfahrungen lebensnotwendig, bekommen wir doch so wieder sinnlichen Zugang zu den Ur-Sinn-Bildern des Lebens. Indem wir die Erde und ihre Dinge anfassen, begreifen wir sie auch, unsere Hände werden Boten des Sinnes in den Verkörperungen des Lebens. Unsere Sinne nehmen den Sinn vorurteilslos (erdhaft, so wie etwas ist) wahr: „Es ist das Schwerste im Leben, einen Apfel als Apfel zu sehen", meinte Goethe, und er forderte: „Man suche nur nichts hinter den Phänomenen; sie selbst sind die Lehre."

Die Worte: „Erst stirbt der Baum, dann stirbt der Mensch," müßten somit für jedermann in ihrer umfassenden, offensichtlichen Bedeutung schon lange sinnlich spürbar sein: Nicht nur die Wälder lichten sich, auch unser innerer Lebensbaum bekommt kranke und kahle Äste, und die Menschheit ist äußerlich wie innerlich radikal, vom Grunde her, bedroht.

Signatur/Poesie

Lobpreisung an die Bäume:

In den alten Tagen, als die Schöpfung noch jung war,
war die Erde voll riesiger Bäume,
deren Zweige sich über die Wolken erhoben,
und in denen unsere Vorfahren wohnten, ...
und in ihrer Mitte stand der Lebensbaum,
und der war vor jenen nicht verborgen. ...
Nun erstreckt sich eine Wüste
mit brennendem Sand über die Erde,
die riesigen Bäume sind zu Staub und Asche ...
Nun ist der Pfad zum Lebensbaum

vor den Augen der Menschen verborgen,
und Trauer erfüllt den leeren Himmel ...
Mein Bruder Baum!
Laß mich vor dir nicht verbergen,
sondern laß uns den Lebensatem teilen,
den uns die Mutter Erde gab.
Denn wunderbarer als der edelste Juwel
der Teppichweberkunst
ist der Teppich der grünen Blätter
unter meinen nackten Füßen. ...
Der Wind in den Blättern der Zypresse
klingt wie ein Chor von Engeln.
Mit der rauhen Eiche und der edlen Zeder
hat die Erdenmutter einen Gruß des ewigen Lebens
an den Himmelsvater geschickt. ...
Für jedes Kind sollst du einen Baum pflanzen,
auf daß der Schoß der Erdenmutter
weiteres Leben hervorbringe,
so wie der Schoß der Frau Leben hervorbringt.
Jene aber, die einen Baum zerstören,
schneiden sich selbst einen Teil ihres Körpers ab. ...
Denn die Bäume sind unsere Brüder,
und als Geschwister wollen wir
uns gegenseitig schützen und lieben.

(aus den *Schriftrollen der Essener*, 2. Jh. v. Chr.)

Seelischer Aspekt

Was könnte besser die Aufgaben und Eigenschaften der Menschen ausdrücken, die das Erde-Element verkörpern bzw. für ihr eigenes Gleichgewicht brauchen? In seiner Studie „*Der philosophische Baum*" faßt C. G. Jung all' die archetypischen Assoziationen zum Phänomen Baum zusammen, wie Wachstum, Leben, Schutz, Schatten, Muttersymbolik des Fruchtspendens,

Quelle des Lebensatems, Festigkeit, Dauer, Verwurzelung, aber auch Nicht-von-der-Stelle-Können, und schließlich reife Persönlichkeit bis zu Tod und Wiedergeburt (nach: Theodor Seifert: Weltentstehung).

Die *Erde*-Phase ist die Lebenszeit des Spätsommers/Frühherbstes - die Zeit der Ernte. Es ist die Lebenszeit gereifter, verwurzelter Persönlichkeit, die, in sich gefestigt, bis zum Lebenswinter (Körperauflösung/Erde-Wasser-Prozeß) hin den Schatz an Lebenserfahrungen geduldig weitergibt. Kinder und Kindeskinder können durch die geheimnisvolle Gelassenheit der reifen Alten wesentliche Hilfen zum Erwachsenwerden erhalten und dürfen bei aller Lust zu Veränderung lernen, Geduld, Demut, Aufrichtigkeit und Ausdauer in sich aufzunehmen.

Die *gereiften* alten Männer und Frauen sind sehr wichtig für den Initiationsweg vom Kind zum Mann bzw. zur Frau; doch in unserer modernen Kultur ist die *Erde*-Lebensphase nicht sonderlich respektiert, und so bleiben v.a. viele ihre Väter bzw. Großväter verlassende Söhne lebenslang pubertierende Jungen (*Luft-Feuer*-Phase) ...

Erde-Menschen zeigen Rückgrat und bieten, bei robuster Gesundheit, Stabilität in Partnerschaft, Familie oder Beruf. Ihre Seriosität, ihre Treue und ihr solides, zuverlässiges Arbeiten sind willkommene Pfeiler jeder Gemeinschaft, die auf Dauer angelegt ist. Es ist ihnen wichtig, sich gründlich eine Meinung zu bilden, die dann auch Bestand hat und auf Moden keine Rücksicht nimmt. Standpunkte werden gegebenenfalls sehr beharrlich verteidigt. Beinamen wie *Dickkopf* oder *sturer Bock* prallen ab. Das kann den *Erde*-Menschen nicht erschüttern. Seine sprichwörtliche Unbeugsamkeit ruft bisweilen aber ganz unliebsame Geister auf den Plan: den Geist der Distanziertheit und des Egoismus' mit einem Isoliertsein nach außen und einem Absichern nach innen. „My home is my castle." Alles, was der *Erde*-Mensch hier in seiner *festen Burg* anhäuft, macht ihn aus, ist seine Identität. Aus Bewahren kann Festhalten werden, aus Bekommen Haben und Besitzenwollen bis hin zur Besessenheit. Zuletzt sitzt er träge da, jede Bewegung tut weh, ist mühsam, die Ungelenkigkeit schmerzt überall (Rheuma = der hin- und herfließende Zwang), macht traurig und depressiv (spannungslos, antriebsarm), melancholisch.

Auf und mit *Erde* kann man aufbauen, aber sie kann ebenso verhärten und Seele und Körper durch ein Zuviel vergiften und dann lähmen. *Melancholis* heißt schwarze Galle; der Mensch explodiert nicht wie bei dem Feuer-

Temperament, ihm schäumt nicht die Galle aus Wut und Ärger über, nein, diese Galle ist Verbissenheit, Anstoßen gegen schwarze Wände. Ein derart unfreier *Erde*-Mensch implodiert. Er hält alles fest (Gefühle, Muskeln, Nahrung, ...) und lädt damit so viel Ballast auf sich, daß dieser ihn förmlich verunstaltet und wie ein innerliches Korsett wirkt.

Körperlicher Aspekt

Darunter leiden vor allem die entlastenden Organe wie der Dickdarm (Verstopfung, Entzündungen, Floraschäden) und die Nieren (Entzündungen), die Bewegungsorgane (Muskeln, Gelenke: Ablagerungen, Entzündungen) und folglich auch Herz und Kreislauf (bisweilen sehr niedriger Blutdruck).

Behandlung/Wirkung

„Erde ist Ursprungs- und Todesschoß,
Medium des Heiligen und Heilenden."

(nach R. Nöcker: Heilerde)

Heilerden, aus Lößerden gewonnen, gehören zu den ältesten Arzneimitteln der Welt. Sie wurden als Gegengift bei giftigen Bissen und Stichen, Vergiftungen, Wunden, Geschwüren und Geschwülsten innerlich und äußerlich verwendet; sie waren magische Heil- und Schutzmittel und schließlich Ingredienz von Liebestränken (nach R. Nöcker).

Entgiftend (absorbierend), stützend (adsorbierend), zusammenziehend (adstringierend), aufsaugend und austrocknend sind die Wirkungen der Heilerden, und dasselbe gilt für die ätherischen Heilöle aus dem Element Erde - mit kleinen Einschränkungen oder Ergänzungen. Im psychischen Bereich wirken sie stabilisierend, angstlösend, sie fördern den Realitätssinn, befreien von unnötigem Ballast, verdeutlichen innere wie äußere Hemmnisse, fördern die Selbstfindung, Selbstsicherheit und helfen über Identitätskrisen als auch Gefühlschaos hinweg. So entsprechen diesem Element also am ehesten Wurzelessenzen, Samenöle und vor allem die Düfte mächtiger Bäume. Sie geben in Duftkompositionen die Basis, den Resonanzboden, für alle weiteren Duftnoten; auf sie kann man bauen, an ihnen dürfen wir uns orientieren:

Baumleben

Wie leben Bäume mit dem wechselnden Licht des Tages -
mit der Sonne, die sie durchstrahlt,
mit dem Wind, der sie durchstreift,
mit dem Regen, der ihr Laub glänzend erfrischt
oder mit dem Sternenhimmel?
Mit den Vögeln, die von ihnen zum Himmel aufsteigen,
mit vielerlei Getier zwischen den Wurzeln,
Stamm und Zweigen?
Still, festgewurzelt in der Erde
und doch ständig wachsend in Bewegung,
mit allen Elementen in Verbindung,
Kräfte empfangend aus Erde und Wasser,
von Sonne und Mond, Wind und Lüften,
der Kälte wie der Wärme ausgesetzt.
Kein anderes Lebewesen spiegelt den Kreislauf des Jahres wie sie:
im Steigen ihrer Säfte, im Schwellen ihrer Knospen,
in ihrem zarten Frühlingsgrün und himmlischen Blühen,
in ihrem Fruchtüberfluß und flammenden Herbstlaub,
ehe sie ihr Leben ganz in sich zurückziehen.
Und in der großen Winterruhe, die sie überkommt,
bereiten sie den neuen Frühling vor.

(Gerda Gollwitzer: Botschaft der Bäume)

Duftbeispiele

Erde/Äther: Zeder, Sandelholz, Immortelle, Myrrhe.
Erde/Erde: Vetiver, Zeder, Galbanum, Immortelle.
Erde/Wasser: Sandelholz, Karottensame, Patchouli, Tonka, Rosenholz.
Erde/Feuer: Arve, Basilikum, Engelwurz, Cistrose, Zypresse, Nelke.
Erde/Luft: Douglasie, Lärche, Fenchel, Schafgarbe.

Erde in Kombination mit *Luft*

Themen:

Identität: freier Geist in stabilem Körper;
Disharmonie: Aufgeblähtheit, Ausgehöhltsein;
Ätherische Öle: Douglasie, Lärche, Meerkiefer, Schafgarbe.

Signatur/Poesie

Es gibt in verschiedenen Überlieferungen den uralten Mythos, daß Himmel und Erde einst miteinander verschmolzen waren und sich trennen mußten, um Licht und Leben auf der Erde zu ermöglichen. Die bleibende Verbindung wurde ein Baum, der tief in der Erde wurzelte, dessen Krone aber im Unendlichen verschwand. So entstand das mythische Bild vom *kosmischen Baum*, dessen Wurzeln wiederum auch ihren Ursprung vom Himmel aus nehmen konnten.

Es gibt eine Sage von einem Feigenbaum,
dem riesigen Avcatha, dem immer lebenden,
der wurzelt im Himmel,
die Zweige abwärts gerichtet ...
Seine wahre Gestalt, sein Ursprung, sein Ende,
sein wirkliches Wesen,
kann keiner auf Erden erfahren.

(nach dem 15. Gesang der *Bhagavadgita*.)

Körperübung (zu zweit)

Immer wieder der Baum.
Der Baum im Wind.
Stellen Sie sich vor, Sie wären selbst einmal ein Baum.
Ein gut biegsamer Baum, vielleicht ihr Lieblingsbaum:
eine Pappel, eine Birke, eine Lärche.

Sie stehen in gelockerter, aber doch konzentrierter Haltung mit beiden Füßen sicher auf dem Boden, unter Ihnen streben tief in die Erde kräftige, haltgebende Wurzeln, Beine und Rumpf sind der Stamm, Kopf, Schultern, lose hängende Arme bilden die ästige Krone. Ein Übungspartner spielt den Wind, der mal mit einer sanften Brise, mal mit einer heftigeren Böe den Baum bewegt:

Feine Berührungsimpulse an Armen, Schultern, Rumpf bringen Sie, den Baum, zum Schwingen. Wie ein wirklicher Baum gehen Sie mit, alles schwingt, alles pendelt, alles bewegt sich entsprechend diesen anregenden Impulsen, mal nur die Äste, mal auch die ganze Krone oder der Stamm dazu. Sie schwingen und verlieren dabei nicht Ihr Lot, Ihren Mittelpunkt, Sie schwingen um Ihr Zentrum, Ihre Verwurzelung, doch Ihr inneres Pendel findet zum Ruhepol zurück, wenn es ausgeschwungen hat.

Erde-Luft-Menschen, die sich in ihrem Gleichgewicht befinden, kommen mit dieser Übung sicher hervorragend zurecht.

Seelischer Aspekt

„Hervorragend" - das Lieblingswort. So würden *Erde-Luft*-Menschen vielleicht ein Konzert nennen, bei dem beispielsweise ihre Lieblingsinstrumente gespielt werden wie Orgel, Kontrabaß, Querflöte u. ä. Sehr gesellig sind sie nicht gerade, die Zweisamkeit können sie aber recht gut genießen, besonders in Form eines guten Gesprächs oder anspruchsvollen Schachspiels. Logik und Perfektion setzen sie auch gerne im Handwerk um, und das mit akribischer Geduld. Ebenso gefällt ihnen außerhäusliche Arbeit im Garten und Wald, durch Wind und Wetter eher angeregt als entmutigt. Neuem gegenüber, vor allem neuen Ideen, sind sie mit gewissem Vorbehalt aufgeschlossen. Ein „Ja" ist häufig mit einem „aber" verbunden, doch nur, um klarzustellen, daß sie das letzte Wort haben wollen. Dabei sind sie aber eher wie gutmütige Elefanten, die sich das Lebensgefühl eines Schmetterlings eben nicht so leicht vorstellen können. Sie finden ihn schön, lassen ihn auch gern eine Zeitlang um sich herumflattern, nur - das Paradox bleibt bestehen: die Leichtigkeit seines Seins ist ihnen unerreichbar, ja auf Dauer unerträglich. Dabei könnten die Fähigkeiten und Energien der beiden sich so gut ergänzen! Luftige Leichtigkeit fängt die Schwerfälligkeit und Neigung zu Schwermut auf, geistige Behendigkeit und Wendigkeit zeigen mögliche Auswege aus fixen Ideen und Verhaltenssackgassen; Pflichtgefühl mit Humor gepaart, Feingefühl für Ernst wie für Spaß, mit beiden Beinen auf dem Boden der Tatsachen und dabei wachen Geistes für neue Ideen: was für ein kreatives Potential! Doch wehe, die rationale Welt der Ideen und Gedanken wird zu ernst genommen; dann wird das zu einer Wissenschaft um ihrer selbst willen, tiefschürfend-analytisch und doch letztlich aufgebläht und hohl. Peinlich, wenn man einem *Erde-Luft*-Menschen anmerkt, daß er den eigentlichen Sinn, das Wesen einer Idee, eines Themas gar nicht erfaßt hat, sondern eher bemüht ist, durch eine korrekte Arbeitsform oder gründliches Zerpflücken seine festgelegte, etwas einfältige Struktur zu kompensieren. Da muß er recht hochstapeln, um mitzuhalten, und das geht auf Dauer selten spurlos an ihm vorüber. Kompensation kann sich auf vielerlei Weise in Ersatzbefriedigungen aller Art (v. a. materiellem Übermaß) artikulieren.

Körperlicher Aspekt

Nicht selten kommt es zu Gewichtszunahme, die sich mit Vorliebe am Bauch zeigt, in dem es häufig gasig gärt. Ein solcher Gasbauch (oft mit Aufstoßen) ist ein typisches Symptom bei disharmonischer *Erde-Luft*-Konstellation; Meteorismus, Gärungs- oder Fäulnisgas-Koliken sind mögliche Folgeerscheinungen, andere Organe geraten in Mitleidenschaft (Herz beim Roemheld-Syndrom).

Signatur

Die *Luft*-Atmosphäre, die den Erdball umhüllt, ist in ständiger klimatischer Bewegung. Nichts bleibt, wie es war, sagt das Luft-Element. In jedem Teil liegt schon sein Gegenteil; ist die Nacht am dunkelsten, so ist der Tag am nächsten. Das Yang ist im Yin immer schon enthalten!

Behandlung

Therapeutisch wird sicher entscheidend sein, ob die Möglichkeit besteht, einerseits wieder eine harmonische *Erde*-Identität zu vermitteln und andererseits die Bereitschaft zu Veränderungen, zum Umdenken zu erhöhen. Tapetenwechsel ist angesagt, allgemein wie ganz konkret (vom Renovieren der vier Wände über eine Erholungskur bis zum Überdenken privater und auch beruflicher Gewohnheiten).

Erde-Luft-Essenzen unterstützen einen solchen harmonisierenden Prozeß zwischen *Himmel und Erde*, und die Anwendung der Wahl von Duftölen wie Douglasie oder Lärche stellt dann besonders die Fußreflex-Aroma-Massage dar. Sie verbindet *unten* mit *oben* und kann spürbar Veränderungsprozesse in Gang bringen. Dabei nimmt sie gerade auf die individuelle Reaktionslage, die persönlichen Grenzen Rücksicht. Die etwas derberen, leicht harzigen Nadelbaumdüfte sind gut geeignet. Sie bringen noch *Feuer* mit und lassen sich bei Bedarf leicht mit luftigen Citrusdüften verbinden.

Erde in Kombination mit *Feuer*

Themen:

Identität: Reinheit, Verwandlungskraft, Gediegenheit voll Wärme;
Disharmonie: Asche, Schlacke, Zerstörung;
Ätherische Öle: Arve, Angelika, Cistrose, Nelke, Zypresse.

Poesie

Wer hat Feuer gelegt
hinter den Wolken

Die Flügel sind schon versengt
dem Vogel Erde.
Der Wind trägt die Fackel
und steckt die Felder in Brand
Die alte Wunde bricht
den Himmel brennend auf.

(Ingrid Gnettner: Phantasielandschaften)

Signatur/Seelischer Aspekt

Im Inneren des Erdballs glüht es, brodelt es heiß, und bisweilen bricht eine Macht von tausend Feuern eruptiv, explosiv aus der Erdkruste hervor und speit tödliche Ströme gleißender Erdfluten, Lavamasse aus. Die Erde brennt und begräbt unter ihren Glutflüssen alles, was sie zuvor getragen hat. Vulkane sind und waren immer die Berge, vor denen die Menschen den größten Respekt hatten. Deren unberechenbare Gottheiten sollten in allen Kulturen mit den unterschiedlichsten Opfergaben milde gestimmt werden; ein Mißlingen solchen Ansinnens verhieß den Weltuntergang.

Diesen zerstörerischen Aspekt finden wir auch im militärischen Sprachgebrauch wieder, wenn da die Rede ist von der *verbrannten Erde*, die dem Feind hinterlassen wird. Apropos: Das Bild *explodierender Erde* war Anfang dieses Jahrhunderts in kriegsverherrlichender Literatur beliebt zur Beschreibung des *Geistes des Krieges*. ,,Manchmal wohl schläft er, doch wenn die Erde bebt, entspritzt er kochend allen Vulkanen.'' - ,,Er wohnt in jedem Innen; jedes Gefäß ist potentieller Vulkan, vor allem der menschliche Leib.'' (aus: K. Theweleit: Männerphantasien). ,,Dem seinem Erdleib entfremdeten Soldaten lassen die Granaten nur hervorströmen, was ohnehin im Verborgenen fließt, in der *Erde* wie im eigenen Leib: Dicht unter der Welt des Sichtbaren beginnt die Unermeßlichkeit des Unbegreiflichen, ein starrglutflüssiges Meer mit Ebbe und Flut, mit unberechenbaren Kräften des Drucks und der Spannung ... Die Person ist gespalten in ein Inneres, das ein *starrglutflüssiges Meer* und ähnliche Gefahren birgt, und eine eindämmende Außenhülle, den Muskelpanzer, der dies Innere einfaßt wie ein Kessel die brodelnde Suppe. Dieses brodelnde Eingefaßte will heraus; ... Kriegs- und Bürgerkriegsbeschwörungen spielen durchweg mit der Möglichkeit des Ausbruchs der eingesperrten heißen Fluten.'' (Theweleit).

Wer in so erzwungener, unbefreiter Weise den Erde-Feuer-Bezug durchlebt, der fürchtet dabei vor allem dies: daß das Feuer Identität verändert, es das Festhalten am Ich zu verbrennen sucht, so daß Neues entstehe.

Körperlicher Aspekt

Zwar kann Lava das Verbrannte konservierend erstarren lassen, doch ist Lavaasche auch ein sehr fruchtbarer Schoß für neues Leben. In kontrollierten Feld- und Waldbränden will man ja sogar gezielt den Boden für eine erneuerte Vegetation bereiten.

Ähnliches geschieht im menschlichen Organismus: Er nimmt Nahrung (*Erde*) auf, die er unter *feurigem* Energieaufwand verbrennt, d. h. verstoffwechselt.

Die Fremdstoffe werden umgewandelt zu körpergemäßem Material, das wiederum als Reserve-, Aufbau- und Lebenserhaltungsenergie erscheint. Die Stoffwechselintensität eines Menschen macht u. a. seine Erscheinung aus: Je nachdem wie gründlich, wie geruhsam oder hastig jemand verdaut, äußerlich wie innerlich, ist er auch gestaltet - die Körperform und -struktur oder prägende Details wie Haut- und Haarbeschaffenheit und auch spezifische Gesichtszüge (vgl. Dermatologie, Dermographie und Pathophysiognostik; Haut: Diagnosefeld für Stoffwechselerkrankungen).

Seelischer Aspekt - Behandlung

Schnelles Auffassungsvermögen, rasches Verarbeiten neuer Eindrücke, Mut zum Umgestalten und Verändern von scheinbar Unumstößlichem können die spürbaren konstruktiven Eigenschaften dieses Temperaments sein. Gereift strahlen diese Menschen eine Mischung aus Gediegenheit und Warmherzigkeit aus; sie haben gelernt, daß menschliche Wärme jede Ordnung erst lebendig macht, und bleiben dadurch beweglich. Das Feuer darf nur nicht ausgehen, sonst wird es bald kalt in ihnen und sehr trocken. Das kann geschehen, wenn älteren Menschen nach und nach die vertrauten Freunde und Verwandten wegsterben, *unter die Erde gehen*, und eine Sehnsucht wach wird, ihnen zu folgen.

Als Lebensbegleitung in solch schwierigen Zeiten kann hier aus aromatherapeutischer Sicht die Essenz der Zypresse wirken, verbunden mit der kräftigen Engelwurz. Gerät der *Erde-Feuer*-Mensch regelrecht außer sich, verliert er vor Trauer oder Schmerz die Orientierung, so klärt hier die aufrechte, geduldige Zirbelkiefer. Nelke und vor allem die Cistrose wärmen einen in der Tiefe erkalteten Menschen, der vor lauter Gleichgültigkeit nichts mehr finden kann, worüber er sich echauffieren sollte. Dann müßten sich auch noch blumig-warme Düfte beigesellen, damit ihm die Welt wieder reizvoller erscheint (Ylang-Ylang, Mimose).

Die meisten *Erde-Feuer*-Essenzen haben ja die Eigenart, die *Mutter Erde* recht kräftig anzufeuern. Während einer Schwangerschaft kann dies zum Risiko werden, wenn diese Essenzen, innerlich verabreicht, auf die noch nicht so gefestigte Frucht in der Gebärmutter einwirken. Es besteht die Gefahr, daß sie Wehen auslösen. Generell sollten alle Düfte mit Feuer-Element-Verbindung in solchen Umständen nur dezent (niedrigst dosiert) über der Duftlampe

Verwendung finden, am besten zusammen mit ausgleichenden Blumendüften aus dem Wasser-Element. Dann dienen sie zur Anregung und nicht zur Aufregung ...

Erde in Kombination mit *Erde*

Themen:

Identität: Verwurzelung; Ordnungstreue; Stärke;
Disharmonie: Kälte, Verhärtung; Materialismus;
Ätherische Öle: Vetiver (+ Feuer), Zeder (+ Feuer), Immortelle (+ Luft), Galbanum.

Signatur

Saßen Sie schon einmal im Inneren eines Baumes? Das Innere mächtiger, vom Blitz gespaltener Eichenstämme oder gar von ausgehöhlten Stammsäulen kalifornischer Mammutbäume eröffnet unheimliche, geheimnisvolle, heilige Räume. Man empfindet wohl Ehrfurcht - Ehrfurcht und schaudernden Respekt vor der ungeheuren statischen Stärke, Stämmigkeit und felsenfesten Verwurzelung. Hier ist ein Ort, an dem sich die Elemente austoben und immer wieder die unbeugsame Widerstandskraft dieses Lebewesens auf die Probe stellen. Die germanische Donareiche war dem Donnergott geweiht, und sein gewaltiges Grollen geht durch Mark und Bein; ist er einmal in wuchtiger Fahrt, so können ihm nur stark erdige Wesen etwas entgegensetzen.

Seelischer Aspekt

Trotzige Standhaftigkeit und Unbeugsamkeit, Heimatverwurzelung, Selbstgenügsamkeit mit einem Hang zur Einsamkeit, zum Sich-Einigeln in der Winterschlafhöhlenwohnung: Das ist die Eigenart von *Erde-Erde*-Menschen, mit der sie sich identifizieren können. Haben sie irgendwo einmal Fuß gefaßt, sind sie die letzten, die wieder gehen, und sei ihr Bleiben auch objektiv zu ihrem Schaden. Aus ihrer Sicht gibt es keinen Grund zur Veränderung; der jetzige Boden wurde einmal für gut befunden, Besseres ist also schlicht nicht vorstellbar. Dann gehen sie lieber mit dem sinkenden Schiff unter. Das muß dann eben so sein, ist ihr Schicksal und damit in einer gewissen höheren

Ordnung. Ordnung scheint das Lieblingswort zu sein: Alles muß akkurat, ordentlich, gründlich bzw. wohlbegründet und an seinem Platz sein. Bei der hier typischen Leidenschaft, auch das scheinbar Unnützlichste aufzuheben und anzusammeln, kann diese Ordnungsliebe schon ausufern und sieht sehr willkürlich aus, hat aber subjektiv immer ihre Berechtigung.

Noch so eine geschätzte Vokabel in der *Erde-Erde*-Welt: Recht. Alles, was recht ist; Rechtmäßigkeit; Recht und Gesetz sind der Anker im Boden, an den man sich halten kann. *Erde-Erde*-Wesen lassen sich nichts vormachen. Tatsachen und Fakten zählen, kein Jota an einer gesetzlich sanktionierten Vorschrift darf übergangen werden. Das geht bis zu dem diktatorischen Standpunkt, daß sich der Mensch dem Gesetz, den Sachzwängen, zu unterwerfen, ein Plansoll ohne individuelle Korrektur zu erfüllen habe - und deshalb prinzipiell nicht frei sei. Damit wird alles auf kontrollierbares, beweisbares und meßbares Maß reduziert; irgend etwas jenseits davon ist nicht ernst zu nehmen.

Poesie

Eine in ihrer schlichten Prägnanz unübertreffliche Geschichte möge dies illustrieren:

Ein kleiner Prinz von einem fernen Stern besucht auf seiner Reise zur Erde sechs Planeten, auf denen jeweils ein Mann seiner Beschäftigung nachgeht. Auf dem vierten zählt ein Geschäftsmann seinen Besitz und fühlt sich dabei von den neugierigen Fragen des kleinen Prinzen irritiert. ,,,In den 54 Jahren, die ich auf diesem Planeten da wohne, bin ich nur dreimal gestört worden. Das erstemal war es vor 22 Jahren ein Maikäfer, der von weiß Gott wo herunter gefallen war. Er machte einen schrecklichen Lärm, und ich habe in einer Addition vier Fehler gemacht. Das zweitemal, vor 11 Jahren, war es ein Anfall von Rheumatismus. Es fehlt mir an Bewegung. Ich habe nicht Zeit, herumzubummeln. Ich bin ein ernsthafter Mann. Und das ist nun das drittemal! Ich sagte also, fünfhunderteine Million ...' ...

,Und was machst du mit fünfhundert Millionen Sternen?' ...

,Nichts, ich besitze sie.' ...

Der kleine Prinz war noch nicht zufrieden.

,Und was machst du damit?'

‚Ich verwalte sie …‘, sagte der Geschäftsmann. ‚Das ist nicht leicht. Aber ich bin ein ernsthafter Mann.‘ …
Der kleine Prinz dachte über die ernsthaften Dinge völlig anders als die großen Leute.
‚Ich besitze eine Blume, die ich jeden Tag begieße. … Es ist gut für … meine Blume, daß ich sie besitze. Aber du bist für die Sterne zu nichts nütze …‘‘‘
(Antoine de Saint-Exupery: Der kleine Prinz)

Körperlicher Aspekt

Zwanghaftes, sinnentleertes, erstarrtes Tun, Prinzip um des Prinzipes willen - eine solche seelische Zwangsjacke macht sich gewiß mit der Zeit auch körperlich bemerkbar (wenn auch körperliche Symptome umgekehrt die Seele einzwängen können): Wenn die Biegsamkeit fehlt, wenn man nicht einzulenken versteht, so wird das häufig in allen Beugen spürbar sein, da bald nichts mehr recht geht. Die Gelenke der Beine (Hüften, Füße, Knie) und auch der oberen Extremitäten (Schultern, Armbeugen, Handgelenke) bis hin zu den Wirbelgelenken mit den Bandscheibenknorpeln lagern in unterschiedlicher Form hinderliche Masse an (Stoffwechselsalze u. ä.), was anfangs hie und da schmerzt und schließlich zu starken Bewegungsproblemen (und Schmerzmittelkonsum) führen kann (rheumatisch-gichtiges Syndrom).

Behandlung

In der Therapie verlangen *Erde-Erde*-Patienten häufig nach *gestandenen* Therapeuten und *handfesten* Methoden, direkt spürbaren Anwendungen wie kräftigen Massagen, chiropraktischen Griffen oder Moorpackungen u. ä. So luftige Heilweisen wie die Homöopathie oder die Aromatherapie beäugen sie erst einmal sehr skeptisch. Da fehlen ihnen unmittelbar greifbare Beweise und Resultate, was nicht heißt, daß sie sich nicht doch mit entsprechender Geduld und der entsprechenden Anwendung einfühlen können. Die Doppelbedeutung des Wortes *Patient* wird hier für ihn wie seinen Behandler bezeugt: Der Duldende und der Geduldige - ein Lernfeld für beide, besonders, wenn der Therapeut eher den *leichteren* Elementen angehört … - Massagen mit kräftigenden Essenzen *starker* Bäume wie der Zeder oder erdenden Wurzelölen wie Vetiver kommen den Bedürfnissen und Eigenheiten dieser Menschen entgegen.

Seelischer Aspekt - Behandlung

In der Psycho-Aromatherapie haben wir zwei Wegrichtungen, Menschen in ihrem emotionalen wie mentalen Festgefahrensein, ihrer Haltungsstarre und auch ihrer Furcht vor Lebensveränderung und Lebensende zu begleiten. Zunächst ist es wichtig zu unterscheiden, ob jemand aus seinem Gleichgewicht kam, weil er seinem Wesen nach dazu neigt, alles etwas einseitig schwer und bedrückend wahrzunehmen, oder ob er wirklich in eine bedrohliche Identitätskrise geraten ist. Phasen der Schwarzmalerei bekommen erleichternde und aufheiternde Impulse durch lichte, luftige Duftbäder, so mit Bergamotte, Verbene und Douglasie (zu gleichen Teilen als Badeöl oder für die Raumbeduftung), also Kontraste zu zuviel Erde mit dem Gegenpol Luft (Wasser und Feuer nach Bedarf ergänzen). Das lehnt ein *Erde-Erde*-Mensch in einer abgrundtiefen Lebenskrise aber sicherlich ab. Ihm mangelt es ja gerade an einer positiven Identifikationsmöglichkeit mit seiner so geballten Temperamentskonstellation! Er sucht verzweifelt nach der Ruhe und dem Halt in sich selbst, ohne aus Prinzipientreue und dem Festhalten an Vergänglichem zur Säule zu kristallisieren! Hier ist einmal mehr das Einfühlungsvermögen des begleitenden Menschen gefragt. Aromaessenzen werden sicher nicht die einzige Stütze bieten. Die Naturheilkunde muß auf dem Boden des Reellen bleiben, sich mit anderen Hilfen verbinden (Psychotherapie, Sozialbetreuung) und doch ihren eigenen Stärken Zutrauen schenken.

Sehr umfassende Heilimpulse im ganzheitlichen Sinne kann hier besonders die Reflexzonentherapie am Fuß (Erde) in Kombination mit Aromaölen geben (Fußreflex-Aroma-Massage). Öle wie Zeder oder Vetiver entlang der Wirbelsäule oder der Fersenrundung (Gesäß/Beckenregion) können den Weg zur Stabilisierung und zu tiefem inneren Frieden ebnen helfen. Immortelle beruhigt das zu Tode betrübte Herz, Galbanum erdet den in Gedankenmühlen zu fixierten Kopf. Diese Düfte aber nur sehr sparsam und situationsgerecht verwenden und vor allem dem augenblicklichen Bedürfnis des Patienten anpassen, was heißen kann, daß diese schweren Basisöle nur in minimaler Dosierung ganz im Hintergrund einer Duftkomposition stehen!

Erde in Kombination mit *Wasser*

Themen:

Identität: Ordnung mit Humor; Gefühl in Struktur; Kreativität;
Disharmonie: Angst vor Bodenlosigkeit und Selbstauflösung;
Ätherische Öle: Patchouli, Sandelholz, Rosenholz.

Poesie

Am Tag, da Er, Gott, Erde und Himmel machte,
noch war aller Busch des Feldes nicht auf der Erde,
noch war alles Kraut des Feldes nicht aufgeschossen,
denn nicht hatte regnen lassen Er, Gott, über die Erde,
und Mensch, Adam, war keiner, den Acker, Adama, zu bedienen:
aus der Erde stieg da ein Dunst und netzte all' das Antlitz des Ackers,
und Er, Gott, bildete den Menschen, Staub vom Acker,
er blies in seine Nasenlöcher Hauch des Lebens,
und der Mensch wurde zum lebenden Wesen.

(Buber/Rosenzweig: 1. Buch Mose: Genesis)

Signatur

Was ist die Erde ohne den Einfluß des Wassers? Unfruchtbar. Kalt und trocken in den nördlichen Breitengraden, im Süden karge Steppe oder Wüste. Wasser belebt die Erde; Verdunstungs- und Regenkreisläufe sorgen in unseren Regionen für grünes Wachstum. Eine sprudelnde Quelle in ausgedörrter Gegend bildet eine Oase voll labender Vegetation.

Am Anfang aller Dinge
tauchte Mutter Erde aus dem Chaos
und gebar im Schlafe ihren Sohn Uranos.
Er blickte von den Bergen liebevoll auf sie herab
und sprühte fruchtbaren Regen über die geheimen
Öffnungen ihres Leibes.
Da gebar sie das Gras,

die Blumen und die Bäume
und auch die Tiere und Vögel, die dazugehörten.
Der gleiche Regen brachte die Flüsse zum Fließen
und füllte die Tiefen,
so daß die Seen und Meere entstanden.

(aus dem olympischen Schöpfungsmythos)

Das Feste befeuchten; schöpferisches Gestalten, Fruchtbarkeit: Wesensmerkmale des *Erde-Wasser*-Typus.

Wenn Wasser auf Erde oder Stein trifft, dann werden harte Formen und Strukturen aufgeweicht. Beim legendären Woodstock-Pop-Festival Ende der 60er Jahre in den USA wurde das Publikum auf dem riesigen sandig-lehmigen Gelände von einem kräftigen Gewitterregen *gesegnet*. Man ließ sich keineswegs die gute Stimmung trüben; Tausende nahmen diese Unterbrechung zum willkommenen Anlaß, den Geist von Freiheit, Antiautorität und Ungezwungenheit ganz körperlich auszutoben. Das war wohl eine der größten friedlichen Schlammschlachten der Moderne.

Ein Schwamm ohne Wasser wird rasch wieder trocken und hart-porös; ein Kiesel im Flußbett wird weich-rund gewaschen; Wasser, durch die oberste Erdschicht sickernd, wird darin befruchten, es selbst wird filtriert und zum gereinigten Grundwasser. Höhlen, durch die Wasser rauscht, werden zu einem weitverzweigten System voller Rundungen und Öffnungen ausgeformt.

Seelisch-körperlicher Aspekt

In unserem menschlichen Organismus entsprechen solcher Schwamm-Filter-Reinigungsfunktion am ehesten die Nieren mit ihrem raffiniert vernetztem Reinigungsgewebe, in dem alles Blut gewaschen wird, um die harnpflichtigen Stoffe abzuscheiden. *Erde-Wasser*-Menschen wissen sehr wohl, was ihren Nieren bekömmlich ist, nämlich viel Flüssigkeit und im übertragenen Sinne genug von der dynamischen Anpassungsfähigkeit des Wassers, das alles umspült und die harten Kanten der Umgebung mit der Zeit zu runden weiß. Das heißt also: gegenüber Veränderungen offen sein; eigene Meinungen und Ordnungen neuen Eindrücken gegenüber flexibel lassen, um das, was nachempfindbar ist, auch integrieren zu können.

Wenn sich eine deutliche Ordnungsliebe, eine überwiegende Ernsthaftigkeit mit Humor paart, der *Erde-Wasser*-Mensch also bisweilen auch über ausufernde Penibilität bei sich selbst lachen kann und sich nicht allzu ernst nimmt, dann bleibt er im *Fluß*.

Jedoch wird es ihm immer dann eng, wenn da jemand kommt und ihn mit einem Gefühlsschwall, Tränen, einem Mitgefühlsanspruch oder ständigen Emotionswechselbädern zu verwirren droht. „Nun bleib mal sachlich!", ist dann als Aufforderung zu hören. Das ist Hilferuf und Abwehr gleichermaßen, denn bei so viel *Wasser* bekommt dieses Temperament es mit der Angst zu tun, aufgeweicht und aufgelöst zu werden. Dann hält man fest, sucht festen Boden; und alles drängt sich zusammen, damit nichts mehr unkontrolliert fließe.

Körperlich macht sich das beispielsweise so bemerkbar, daß man in dieser Phase die Nase wörtlich *voll hat*: Der Schleim im gesamten Kopfhöhlenbereich wird zäh, eitrige Sinusitiden, häufig chronifiziert, lassen kaum mehr klare Gedanken zu und verursachen Druckschmerz. Kopfschmerzen können auch noch von anderen organischen Einengungen herrühren: Solche elementaren Ängste verengen häufig die Nierenkapillaren, es kommt zum Flüssigkeitsstau; die Folge sind Entzündungen mit schmerzhaften Empfindungen in der Nierengegend (obere Lendenwirbelsäulensegmente) und dumpfen Schmerzen unter der Schädeldecke und hinter der Stirn. Unterhalb der Augen sind dabei manchmal deutliche dunkelgraue Ringe zu sehen.

Behandlung

Therapeutische Aufgabe ist da, den blockierten Schleim wieder zu verflüssigen und die *Ausgänge* zu öffnen. Das erste ist möglich mit Wärmereizen (z. B. Inhalieren mit Thymian [8]Feuer/Erde⟩ oder Engelwurz [8]Erde/Feuer⟩, zusammen z. B. mit Zitrone [8]Luft⟩). Öffnen können wir durch Vertrauen, indem wir also Vertrautes aus eben diesem Temperament anbieten. Die *Erde-Wasser*-Wirkung des Ginsteröls, das mit fließenden Ausstreichungen auf die schmerzenden Rückenpartien balsamiert wird, macht die Nieren wieder durchlässiger; Karottensamenöl auf den angespannten Bauch und vorsichtig um die Augenhöhlen einmassiert, löst und läßt wieder durchblicken; bei Verstopfung kann ein Einlauf mit warmem Kamillentee noch allerlei Festsitzendes abgehen lassen.

Seelischer Aspekt

Ein regelrecht neurotisches Verhalten legen jene Menschen an den Tag, die die Angst vor der Selbstauflösung durch fremde Einflüsse, durch eine Überflutung von *anderem*, verallgemeinern und zum Politikum machen. Da werden dann die *Alternativen*, die *Emanzen*, die *Umstürzler und Anarchisten* zu „marxistischen Schlammwellen", die nur Chaos bringen und mit ihrem „pazifistischen und perversen Schleim", mit ihrer schlammigen Schlampigkeit Ordnung, Disziplin, Gehorsam und Gesetz „in den Schmutz zerren" - frei zitiert nach Äußerungen *soldatischer Männer* beider Weltkriege (hervorragend zusammengestellt in K. Theweleit: Männerphantasien), die ungebrochen wiederzufinden sind in der frischen Hatz gewisser Presseblätter. Da scheinen schon wieder Fremde (Ausländer, Asylanten) die Deutschen zu überfluten, und strengere Beschränkungen sollen sie eindämmen, damit unsere Wirtschaft, Kultur und all' das Gewohnte (v. a. das Ego des Geängstigten) sich nicht auflöse. Wir Deutschen: oft ein in unserem Element gefangenes (be-fangenes) Volk - der Liebe zur Ordnung, Sauberkeit, Geregeltheit. Wehe, es bricht jemand diese elementaren Regeln ...

Zum Glück werden sie täglich gebrochen: überall da, wo Neugier am Unbekannten, Entdeckungsfreude, Mut zur Grenzüberschreitung und partnerschaftlicher Umgang gelebt werden darf; und überall dort, wo ein stämmiges Holz ausreichend verwurzelt ist, daß es sich einen weichen Kern leisten kann.

Behandlung

Solche Haltungen kann der Einfluß guter Düfte nur unterstreichen. Hier ist der weich-warme Ausdruck des Sandelholzes eine gute authentische Duftnote, die gerade der männlichen, tendenziell eher kontrollierenden Seite ein mildes Wasser reicht. Sandelduft kann auch einem werdenden Elternpaar in der Zeit der Schwangerschaft zärtliche Zuversicht vermitteln.

Weitere ätherische Öle sind in dieser Wesensart:

- für Kindernasen das Karottensamenöl,
- für die Parfum-Künstler Tonkabohne, Patchouli, Rosenholz.

2.5 Das Element *Wasser* - das gemütvolle Temperament

Eigenschaften allgemeiner Art:

1. a) Primärqualitäten: kalt und feucht; Yin-Energie.
   b) allgemeine Sinneseindrücke:

   Farben: fließende Farben, blau, grün, türkis, violett;
   Klang: mittellange Frequenzen, fließend-plätschernde Sequenzen;
   Instrumente: Harfe, Violine;
   Duft: süß, blumig, lieblich, erotisch, sanft-frisch;
   Geschmack: süß, saftig.

2. Umwelt:
   Himmelsrichtung: Nord;
   Landschaftsform: wasserreiche Regionen; Quellgebiete, Flußmündungen, Seenlandschaft;
   Klima: nordeuropäisch; gemäßigt bis kalt;
   Wetter: kühl-feucht, Nebel, Regen/Schneefall;
   Jahreszeit: Winter (-übergänge);
   Tageszeit: 24-6 Uhr;
   Sternzeichen: Fische, Krebs, Skorpion;
   Gestirn: Mond.

3. Körperorgane, -systeme:
   Geschlechtsdrüsen, -sekrete; Schleimhäute; Lymphe; Harnwege.

4. Inwelt - Psyche - Temperament:
   tiefgründig, gefühlvoll, (um-)fließend, hingebungsvoll, klärend.

Poesie

„Stell dir vor, du wärst irgendwo zwischen Bergen und Seen. Welchen Weg du auch einschlägst, zehn gegen eins, er führt dich ins Tal hinunter, und auf einmal stehst du da, wo der Bach am breitesten ist. Eine Zauberkraft ist da am Werk. Der ärgste Träumer in der tiefsten Versunkenheit - stellst du ihn auf die Beine und läßt ihn gehen, er wird ans Wasser finden, wenn überhaupt welches da ist.

... Tausende und aber Tausende unsersgleichen, in ozeanischen Träumereien versunken. ... Lauter Stadtleute, die werktags zwischen Straßenpflaster und Gartenzäunen zusammengepfercht sind - ...
Was soll das? Gibt's keine Wiesen, keine Felder mehr? Was wollen sie hier? Und da kommen immer noch mehr. Sie wollen alle zum Wasser, als hätten sie vor, sich kopfüber hineinzustürzen.'' (Theweleit: Männerphantasien)

Signatur

W a s s e r - das Lebenselement. Ein überfließendes, uferloses Thema. Schließen Sie einmal die Augen und lassen sich spontan von Wasser-Gedanken, *feuchten* Assoziationen, *plätschernden* Bildern umspülen!

Sitzen Sie so vielleicht träumend am Flusse, am Meer und hören sein Rauschen, riechen und schmecken die Gischt?

Poesie

Das Wasser rauscht', das Wasser schwoll,
Ein Fischer saß daran,
Sah nach der Angel ruhevoll,
Kühl bis ans Herz hinan.
Und wie er sitzt, und wie er lauscht,
Teilt sich die Flut empor;
Aus dem bewegten Wasser rauscht
Ein feuchtes Weib hervor. ...

Ach wüßtest du, wie's Fischlein ist
So wohlig auf dem Grund,
Du stiegst hinunter, wie du bist,
Und würdest erst gesund. ...

Das Wasser rauscht', das Wasser schwoll,
Netzt' ihm den nackten Fuß;
Sein Herz wuchs ihm so sehnsuchtsvoll.
Wie bei der Liebsten Gruß.
Sie sprach zu ihm, sie sang zu ihm;
Da war's um ihn geschehn:

Halb zog sie ihn, halb sank er hin,
Und ward nicht mehr gesehn.

(Goethe)

Seelischer Aspekt

Ein kühles Herz an rauschenden Wassern versinkt in unerwartet aufschwellender Sehnsucht. Hier ist alles da: das Herz, das Lauschen und Rauschen, der tiefe Grund, ein feuchtes Weib, das mit lieblichem Gesang Sehnsucht weckt, Hin- und Wegsinken. Und so erotisch: bewegtes Wasser, feuchtes Weib, das Wasser schwoll, sehnsuchtsvolles Wachsen, wohliges Gefühl, „halb zog sie ihn, halb sank er hin", fast rhythmische Bewegung. Da ist nicht die gezielte sexuelle Lust und Begierde des Feuers, die Befriedigung fordert; da ist wohliges Dahinsinken, Sehnen, Singen, Schwellen, Wellen, Rauschen - und Gesunden. Nimmt ein Wassertropfen zudem, Wasser-Menschen lieben ja die Bildersprache, im Fallen nicht fast Herzform an?

Kein Wunder, daß das Feuer-Temperament seine Schwierigkeiten mit dem *Wasser* hat, es bisweilen scheut wie der Teufel das Weihwasser. Der *Feuer*-Wille will gerade nicht in irgendwelchen unergründlichen Tiefen versinken, sondern zielgerichtet selbst bestimmen, wo er steht und wohin er sich bewegt. Da sind sehnende und flutende Gefühle nicht gefragt, eher spontan brennende; Wünsche ohne heftigen Willen sind dem *Feuer* wie Löschwasser. Lieben, Sehnen, Wünschen, Fühlen, Schwärmen, Träumen:

Ach damals verriet uns der gute Fluß
Die Wahrheit, daß alles fließt.
Da drehte die Erde sich unter uns,
Als wir verharrten im Kuß ...
Das sang uns der Fluß, das war unser Lied:
Es fließt alles, - alles fließt.
Mein Lieb, mein Lieb, jetzt bin ich allein.
Jetzt redet der dumme Fluß mir:
Es bleibt alles, wie es ist.

(Biermann)

Fast scheint es ja so, daß beim Manne alles nur dann fließen könne, wenn er nicht allein, sondern zusammen mit seiner Liebsten ist; das *panta rhei* (alles fließt) - das Motto des Weiblichen, das dem Männlichen erst stete Veränderung vermitteln kann (bzw. der weibliche Anteil in jedem Menschen dem männlichen?).

Körperlicher Aspekt

Das ständige Bestreben des Organismus nach einem fließenden Gleichgewicht der Humores, der Körpersäfte, wollte die antike Heilkunde unterstützen, um Gesundheit und Lebensfreude des Menschen zu erhalten.

Dieses scheinbare Paradox gilt es zu begreifen: daß wir zu großen Teilen aus Flüssigkeiten bestehen, die in uns hin- und herfließen und uns in ihrem Wandel am Leben halten. Es ist nicht viel Festes in uns; wenn es fließt, wird es erst lebendig.

Nicht neu ist, daß alles Leben aus dem Wasser kommt. Bei jeder Geburt geschieht es aufs neue: Da schlüpft ein höchst feuchtes Wesen aus dem Fruchtwasser, das die Frucht schwerelos schwimmschweben ließ, Nahrung, Wärme, gedämpfte Laute, Geräusche und Gerüche vermittelte. Dieses Milieu war jedem Menschen seine erste Welt, ein Meer (la mer/la mère), mit dem er sich eins fühlen konnte, als Inbegriff eines Leibes ohne außen und innen (vgl. Goethe: „Nichts ist innen, nichts ist außen, denn was drinnen, das ist draußen ...“).

Ob wir nun angemessen sanft aus der Mutterhaut fuhren oder die *Ausverleibung* als traumatisches In-die-Welt-fallen durchlitten - wer weiß, was sich uns einprägte hinsichtlich körperlicher Nähe und Distanz zu uns selbst, zum Weiblichen, was sich früh formte an Vertrauen und Lust zum Leben - zu den Wassern des Lebens? Ein sanftes Einmassieren der Säuglingshaut, der Haut von jung und alt, mit angenehmen Heilölen aus dem Wasserelement ist liebevolle Zuwendung, heilsamer Hautschutz und *Erinnerung* an die Geburtscreme (die wohlkomponierte duftige Käseschmiere auf der Neugeborenenhaut).

Kinder sind ja meist die reinsten Wasserratten - da können die Lippen schon blau sein, die Zähne klappern und die Gänsehaut den nächsten Schnupfen befürchten lassen. Letzterer fängt bisweilen schon an zu fließen, wenn's draußen tropft und näßt. Bei anhaltend feuchter Witterung fühlen sich am ehesten *Wasser*-Menschen wohl, die, in ihrem Element heimisch geworden,

„just walking in the rain," wie Delphine im Lebensfluß gleiten und springen (die übrigens neben Pinguinen und Ottern von Kennern als die sanftesten, fröhlichsten und attraktivsten Geschöpfe auf unserem Planeten bezeichnet werden).

Seelischer Aspekt

Feucht-fröhliches oder sanft-fließendes Gemüt, lachende Weinseligkeit oder heitere Inspiration, herzliche Geselligkeit, die am liebsten alle Menschen an die Brust nehmen wollte, der Wasser-Mensch ist prädestiniert zum Fließenlassen, zu Kreativität einerseits und zur mitmenschlichen Hingabe andererseits. Musische und soziale Neigungen erfordern die Sensibilität des Wasser-Elements. Daß dabei solcherart mitfühlende, mitleidensfähige Menschen sich offen und ungeschützt allen Einflüssen aussetzen, bringt sie leicht in die Gefahr, sich überfluten zu lassen; in naiver Empfänglichkeit strömen sie mit allen Eindrücken mit und gewinnen dabei wenig Halt, Standpunkt und Identität. Bei der Sehnsucht danach können sie dann leicht bei der Sucht nach Ersatz, bei betäubendem Rausch hängenbleiben. Wasser-Menschen sind besonders drogengefährdet.

Behandlung

In allen Kulturen und Religionen gilt das Wasser als das Symbol der Reinigung, die sich auf den Menschen in seiner Ganzheit bezieht. Ob christliche Taufe, jüdische Mizwah, indianisches Regen-Zeremoniell oder indische Waschung im heiligen Ganges, ob Pilgergänge zu heilig-heilenden Quellen oder der alte Brauch, in der Osternacht reines Quellwasser zu holen, um vor Kummer und Krankheit bewahrt zu sein - es geht immer um Reinigung, Klärung und Erlösung vom jetzigen, belastenden Zustand. Die Götter und Geister aus der Tiefe - aus dem Unbewußten? - sollen das Alte hinwegspülen, die Trübnis klären und so reines Bewußtsein einschenken. Diesem heilig-heilsamen Kelch der Läuterung entsprechen solch' edle Blütenkelche wie die der Rose oder der Lilie (Iris) mit ihren himmlischen Duftströmen.

Lassen Sie sich in einem wohltuenden Rosenbad sacht umspülen, nicht nur aus rituellem Anlaß, sondern vielmehr, um sich von jedwedem Trübsinn zu reinigen und die Sinne für das Leben in seiner Schönheit frei zu machen.

Duftbeispiele

Wasser/Äther: Rose; Iris (+ Erde).
Wasser/Wasser: Blaue Kamille, Lavendel (offic.).
Wasser/Luft: Lavandin, Speiklavendel, Melisse, Neroli.
Wasser/Feuer: Salbei; Ylang-Ylang; Tuberose.
Wasser/Erde: Benzoe; Honig; Vanille; Ginster; Jasmin (+ Feuer); Geranie.

Wasser in Kombination mit *Luft*

Themen:

Identität: Kreativität; hohes Einfühlungsvermögen und Sensibilität;
Disharmonie: realitätsferner Lebensschmerz; Traumtänzerei;
Ätherische Öle: Neroli, Rose, leichte Lavendeldüfte (Lav. vera, o. ä.).

Poesie

„Die Welt wird durch Schönheit gerettet werden!"

(Dostojewski)

Wer die Schönheit angeschaut mit Augen,
Ist dem Tode schon anheimgegeben,
Wird für keinen Dienst der Erde taugen,
Und doch wird er vor dem Tode beben,
Wer die Schönheit angeschaut mit Augen.

Ewig währt für ihn der Schmerz der Liebe,
Denn ein Tor nur kann auf Erden hoffen,
Zu genügen einem solchen Triebe:
Wen der Pfeil des Schönen je getroffen,
Ewig währt für ihn der Schmerz der Liebe.

Ach, er möchte wie ein Quell versiechen,
Jedem Hauch der Luft ein Gift entsaugen,
Und den Tod aus jeder Blume riechen:
Wer die Schönheit angeschaut mit Augen,
Ach, er möchte wie ein Quell versiechen.

(August Graf von Platen)

Signatur

Wenn Wasser und Luft sich vereinen, wenn die Winde über das Wasser wehen, wenn das Wasser sich dem Luftelement hingibt, dann rauscht es, dann steigen leichte Nebel oder hohe Gischt auf. Schwaden feinster Tröpfchen hüllen uns ein, eine Wohltat, sie nach einem Sommerregen einzuatmen, eine Bedrängnis, sie, schwüldämpfig, vor einem Sommergewitter einzuhecheln. Lebensborn und Todesquell - der Hauch des Wassers besitzt eine seltsam berauschende Ambivalenz.

Seelischer Aspekt

Sich aus den Urgründen niederer Gefühle emporzuheben wie eine Fontänengischt, um wie ein feiner feuchter Nebel in die Ferne zu verwehen und irgendwann irgendwo in der Flut wieder zu versinken - das sind die Tendenzen der *Wasser-Luft*-Seele. Hochempfindsam ist sie für alles Besondere und jeden Besonderen, für traumhafte Geschehnisse und wundervolle Ausstrahlungen, für echte Tränen schöner Gesichter, ja für die Schönheit in allen Wesen an sich, nach der sie sich sehnt bis ins innerste Herz. Keine vulgären Schnulzen, Tand oder Kitsch: es ist eine Begabung vorhanden, die sie prädestiniert zum Tänzer, Schauspieler, zum Kunstdarsteller, da sie mit jeder Faser authentisch Emotionalität ausdrücken kann - und bei anderen sofort mitempfindet. Gewöhnliche, alltägliche, schmutzige Dinge kommen in ihrer Welt einfach nicht vor. Diese erinnern höchstens an irgendwelche auf den Urgrund ihres persönlichen Meeres verbannte Erlebnisse. Das passende Ambiente jedoch stellt das Große, die großen Persönlichkeiten. Manchmal ist die Realität zwar gar nicht so, doch dann wird sie eben so zurechtgeträumt ... *Wasser-Luft*-Menschen wollen ihre Wirklichkeit entfalten oder das, was sie dafür halten, und sie verstecken sich, wenn es sein muß, etwas nebulös hinter allerhand gekünstelter Dramatik. Sie spüren dabei eher ein Fernweh, gar eine Art der Todessehnsucht, selten nur ihre Ferne von den Aufgaben ihres Lebens.

Auf beeindruckende Art nachzulesen (und im gleichnamigen Film zu sehen) ist das in Thomas Manns Roman „*Tod in Venedig*". Ein betagter Herr begegnet während eines Aufenthalts in Venedig einem schönen Jüngling, der ihm zum dionysisch berauschenden Todesengel wird, und dies ohne irgendein bewußtes Zutun des Knaben, allein durch die sich übermächtig steigernde Sehnsucht nach dem Schönen, die den Alten in eine jämmerlich unerfüllte Wehmut versetzt bis hin zum absoluten Sich-selbst-Vergessen. Ein italienischer Dichter namens Francesco Petrarca beschrieb das vor sechshundert Jahren so: „... und dazu kommt, daß ich eine falsche Süßigkeit verspüre in allem, worunter ich leide. ... Und der Gipfel allen Jammers ist es, daß ich mit einer gewissen stillen Wollust mich an meinen Tränen und Schmerzen weide und nur ungern mich ihnen entreiße."

Gemeinhin nennt der Volksmund diesen Zustand *Melancholie*, den Victor Hugo für „das Glück" hielt, „traurig zu sein". Doch aus der Elementenperspektive ist dieses Glück kein erdenhaft-melancholisches, sondern ein wasserhaft-luftiges. Ein echter Melancholiker empfindet nur noch Schwere und Pein und vor allem Angst, keineswegs Wollust. Aber wie dem auch sei: Die hehren Sehnsuchtsgefühle lassen den Träumenden ertrinken, wenn da keine Antwort kommt. Da sie ja nur in der Weise kommen soll, wie die Traumbilder es vorschwärmen, verhallt auch jede wirkliche Stimme. Oder sie läßt den *Wasser-Luft*-Menschen kurz aufbrausen, so es eine kritische Stimme war, denn solche hört er nicht gerne. Da ist er leicht verletzt und versinkt alsbald wieder in Weltschmerz.

Aber eines könnte ihm wirklich helfen, weil es ihm eigentlich entspricht: Er kann sich mit herzhaftem, tränenvollem Lachen befreien! Keinem manischen Gelächter nach depressivem Tränensee, sondern einem Lachen, das glucksend von tief innen-unten aufsteigt und herzlich froh schallend in die Welt sprüht. Die Kunst seiner engeren Mitmenschen oder eines Therapeuten: dieses Lachen hervorzulocken! Weinen, Gähnen und Lachen sind die besten Möglichkeiten, ertrinkenden Atem zu befreien und die gefangenen Gefühle wie die befangenen Gedanken hinauszulassen.

Körperlicher Aspekt

Wasser-Luft-Menschen läuft ständig die Nase, und manchmal tröpfelt auch leicht ihre Blase. Sie produzieren ständig einen leichten Wasserüberschuß, der sich zwar selten wild ergießt, doch sie spüren, daß da immer etwas an die Oberfläche hervor will. Gerade im *Wasser-Luft*-Lebensalter, den ersten drei bis sechs Lebensjahren, kann es vor allem bei *Wasser-Luft*-Kindern zum emotionalen Konflikt zwischen den beiden Bedürfnissen kommen: Noch die mütterliche Geborgenheit genießen und gleichzeitig sich hinaus in die weite, aufregende Welt wagen zu wollen. Die weiche und leicht weinerliche Form ringt mit all' der Neugier auf die Außenwelt, die erobert werden will. Das Kind sprüht vor Phantasmen, die es aber nicht immer selbst verdauen kann - die Schleimhäute quellen über; es kann auch eine Zeitlang wieder zum Bettnässen kommen. Darüber hinaus deuten überschwellende Schleimhäute oft auf einen emotionalen Schub hin, ein Überfließen, das man nur sehr vorsichtig kanalisieren sollte, weil der Abfluß notwendig ist. Aus Menschen in dieser Elementen-Phase sprudeln die Worte nur so hervor, den Redefluß zu unterbrechen oder abzuwürgen wäre takt- und sinnlos. Körperliches Ausagieren, womöglich im eigenen Urelement schwimmend, ist viel sinnvoller.

Behandlung

Einem derart überschäumenden Menschen wäre also nicht geholfen, wenn man seinen Wasserfluß mit feurigen oder erdigen Mitteln austrocknet. Bei den Duftölen darf ihnen nichts zu derb-deftig riechen, sonst rümpfen sie die Nase. Edel soll es schon sein, keinesfalls etwas, das jeder nimmt und kennt. So wäre ein Bad oder eine Dusche mit Lavendelöl (wie oben aufgeführt) nicht ohne eine vornehme Ergänzung akzeptabel, z. B. eben mit gefühlsbetonenden Düften wie Orangenblüte oder Rose, die ja auch bei Weltschmerz Trost und Aufwind geben können. Der Lavendel ist deshalb besonders gut, weil er wie das Wasser selbst hilft, Stimmungen auszugleichen, zu klären, Trauer wie Hochjauchzen in ein Lot zu bringen, so daß es leichter wird, die eigene Identität, ein authentisches Gefühl für die eigene Realität zu finden. Und die ist im besten Sinne die Fähigkeit zur Flexibilität, der es als *Wasser-Luft*-Mensch treu zu sein gilt. Dann kann ein solcher Mensch - durch diese spezifische Form der Lebensdynamik - einer Gemeinschaft seine strömende Energie schenken. Im chinesischen Buch der Wandlungen, dem *I Ging*, heißt es zum Wasser: „Es fließt immer weiter und füllt alle Stellen, durch die es fließt, eben nur aus; es scheut vor keiner gefährlichen Stelle, vor keinem Sturz zurück und verliert durch nichts seine wesentliche eigene Art. Es bleibt sich in allen Verhältnissen selber treu." (nach Richard Wilhelm, I Ging)

Wasser in Kombination mit *Feuer*

Themen:

Identität: Lebenslust, leidenschaftliches Mitfühlen-Können;
Disharmonie: Eifersucht, verzehrende Leidenschaft, Haßliebe;
Ätherische Öle: Ylang-Ylang, Tuberose, Salbei.

Poesie

Ich weiß nicht, was soll es bedeuten,
Daß ich so traurig bin;
Ein Märchen aus alten Zeiten,
Das kommt mir nicht aus dem Sinn.
Die Luft ist kühl und es dunkelt,
Und ruhig fließt der Rhein;
Der Gipfel des Berges funkelt
Im Abendsonnenschein.

Die schönste Jungfrau sitzet
Dort oben wunderbar,
Ihr goldnes Geschmeide blitzet,
Sie kämmt ihr goldnes Haar.
Sie kämmt mit goldenem Kamme
Und singt ein Lied dabei,
Das hat eine wundersame,
Gewaltige Melodei.

Den Schiffer im kleinen Schiffe
Ergreift es mit wildem Weh;

Er schaut nicht die Felsenriffe,
Er schaut nur hinauf in die Höh'.

Ich glaube, die Wellen verschlingen
Am Ende Schiffer und Kahn;
Und das hat mit ihrem Singen
Die Lorelei getan.

(Heinrich Heine)

Signatur

Heiße Wogen, wildes Wallen, sonnendurchwärmte Flut, hitziges Brodeln, zischender Dampf: Feuerenergie wirkt auf das Wasserelement. Da beide höchst gegensätzlich sind, braucht es immer eine Zeit, bis das kühle Naß die warme Kraft aufnimmt. Dann aber sind da zwei Mächte mit erstaunlicher Dynamik am Wirken, die nicht nur Dampflokomotiven in Fahrt bringen. An der Sprachsignatur ist die etwas schwüle Erotik zu spüren, wenn das kühle Gemüt verführt, heiß gemacht werden soll.

Seelisch-Körperlicher Aspekt

Feuer erwärmt Wasser. Zielgerichtete lodernde Kraft bringt Eros zum Glühen. Dionysos beglückt Aphrodite; Wein, Milch und Honig werden herzhaft gewürzt. Begehren und wonnevolles Empfangen lassen alle Wünsche in Erfüllung gehen. Leidenschaft und Verzückung, Sinnenrausch, Ekstase, lustvolles Drängen, Yin wird von Yang durchstrahlt. Menschen, die Sex und Erotik befriedigend vereinen können, erlangen eine *Wasser-Feuer*-Harmonie, die weiterwirkt, ausstrahlt, in einem sonnenhaften Lächeln Frohsinn und pralle Lebensfreude, Sinnlichkeit und Lebenssinn weiterreicht. Sie sind wie Engel auf einem feurigen Roß, die plötzlich dort auftauchen, wo in Not und Leid warmes Mitgefühl Wunder wirken kann.

Wasser-Feuer-Leben ist intensiv, brodelnd, emotional, also von heftiger Gefühlsbewegtheit gerade immer wieder angefacht. Eifer kann da bisweilen zur Eifersucht werden, Mitleid sich in Unduldsamkeit wenden, Leidenschaftlichkeit beleidigend wirken, drängende Lust in bedrängende Lieblosigkeit, gar Haß umschlagen. Wem die immer heftiger rasenden Gefühle außer Kontrolle geraten, verzehrt, verdampft, zerstört sich selbst. Eine überwältigende, heiße Flut von Gefühlen kocht im Inneren und raubt die Sinne und Kräfte. Ohnmachtsempfinden, Kreislaufkollaps und bei anhaltendem innerem Wüten ein beginnendes Zusammenbrechen der Abwehrkräfte, ein Entzündungssyndrom des Lymphsystems, sind mögliche Folgen.

Behandlung

Zum Thema *heiße Erotik* möchte ich für wonnigliche Liebesabende zwei Rezepte aus dem köstlichen Buch ,,*Wonnestunden*" von Gisela Krahl und Andrea Riepe vorschlagen:

,,Duft zum Verführen:

> 6 Tropfen Geranie, 5 Tropfen Rosenholz, 15 (!) Tropfen Sandelholz, 5 Tropfen Rose, 10 ml Jojobaöl.
> Einen Tupfer hinter die Ohren, einen an die Schläfen, einen an die Handgelenke und einen in die Kniekehlen."

,,Unbeschreiblich weibliches Duftöl:

> 8 Tropfen Jasmin, 15 (!) Tropfen Muskatellersalbei, 8 Tropfen Ylang-Ylang, 10 ml Jojobaöl."

Das oben angeführte Salbeiöl ist ein uraltes Heilmittel für entzündete Schleimhäute und vor allem für Einreibungen und Drainagemassagen ein hervorragendes lymphstärkendes Duftöl.

Wasser in Kombination mit *Erde*

Themen:

Identität: Traum und Realität vereinen können;
Disharmonie: emotionelle Blockaden; versiegte Tränen; Erstarrung;
Ätherische Öle: Honig, Vanille.

Seelischer Aspekt

„Pläne sind die Träume der Verständigen", meinte Ernst von Feuchtersleben und zielte damit gewiß auf die guten Vorsätze jener ernsthaften Erdenbürger, die ihre Welt im Kopf entwerfen und sich tatsächlich solch' rationaler Vorstruktur unterordnen (Luft-Erde). Für den *Wasser-Erde*-Menschen ließe sich sagen: Träume sind die zu verwirklichenden Aufgaben des Irrationalen - vor allem Tagträume, die sich im Alltag nicht in Schäumen auflösen (Wasser-Luft), sondern Fuß fassen können, sich mit sachlichen Bedingungen messen lassen - und bestehen bleiben. In dieser Elementenphase hat man ständig mit dem Konflikt zwischen der immer wieder berauschenden Flut von Empfindungen und den reellen Lebensnotwendigkeiten zu tun. Beides gilt es zu integrieren; wem dies gelingt, wird gerne alltägliche Aufgaben gründlich absolvieren, weil er weiß, daß es da noch viel mehr gibt als die banale Realität der Lebensorganisation. Aber er verliert darüber selten Worte; er ist sprichwörtlich ein stilles, aber tiefes Wasser, das aus einem beinahe unergründlichen Brunnen geschöpft ist. (Dem *Feuer-Luft*-Menschen eine ganz und gar entgegengesetzte Eigenart!).

Ist diese *Wasser-Erde*-Phase aber ein ungelöstes Problem, so wird es anstrengend: „Eigentlich geht es mir ja heute nicht so gut, und die Stimmung am Arbeitsplatz ist entsetzlich, und warum soll gerade **ich** heute ..., eigentlich müßte ich der und dem endlich mal die Meinung sagen, aber dann bekomme ich nur wieder meine Herzschmerzen, und ich sollte mich sowieso mehr schonen, ständig diese Beschwerden mit der Blase, die Lenden tun auch wieder weh ..."

Körperlicher Aspekt

Wo Milch und Honig einfach fließen, dort ginge es gut. Der weinerliche Unmut über das verlorene Paradies läßt sich dann wenigstens durch den Geschmack vom Paradies besänftigen: Man speist gerne und ausgiebig, an Süßem und Cremigem ist kaum vorbeizukommen. Wenigstens lukullischer Genuß, man gönnt sich ja sonst nichts.

Noch mehr ins Schwingen kommt diese Saite bestimmt mit solch' leckeren Aromen wie Vanilleextrakt oder Honigessenz, eingerührt ins Dessert oder in einen Fruchtshake. Doch im Grunde verdeckt der Schleckerbauch das wesentliche Problem, das - wörtlich - darunterliegt: Das Fließen, das aus den Tiefen des Körpers kommt, ist ins Stocken geraten; was da emporfließen möchte, kann oder darf es nicht. Bis endlich die Tränen kommen: Tränen sind flüssig gewordene Emotionen oder auch Flüssigkeiten, die sich herausbewegen, sich herausdrücken und dabei Ausdruck dafür werden, daß sich etwas Überfließendes oder Überflüssiges spontan löst und nicht mehr festgehalten werden kann. Etwas hat sich angestaut und sich dabei so lange *verdichtet* (Erde - Festigkeit), bis die Sekretion der Schleimhäute den Lösevorgang einleitet.
Tränen sind nicht nur salzige Lösungen ...

Behandlung

Solche *Wasser-Erde*-Lösungen können bekanntermaßen ja sehr befreiend sein, ob da unterdrückter Zorn, endloser Schmerz (Trauer) oder alter Liebeskummer abfließen wollen. Gerade hier in der Psycho-Aromatherapie lassen sich mit den entsprechenden Duftessenzen solche Löseprozesse anregen, seelische Blockaden, emotionales wie sexuelles *Festhalten* via Geruchsreiz hervorspülen, um den gestockten Lebensfluß wieder zum Strömen zu bringen. Blumige oder weichbalsamische Düfte wirken da wie duftende befreiende Tränen aufs Gemüt. Rosengeranie, Honig oder Vanille als Balsam für die beengten Gefühle! In diese Richtung wirkt auch ein Massageöl mit Rose und Sandelholz als ideale *Wasser-Erde*-Duftmischung (vgl. Kap. 4.4) mit bisweilen ganz erstaunlichen, sehr liebevollen Lösungen ...

Signatur/Seelischer Aspekt

Noch ein letzter Aspekt soll im Zusammenhang mit Verfestigung und Kristallisation genannt werden. Wenn im *Wasser-Erde*-Prozeß die Primärqualität *kalt* der beiden Elemente sich sehr stark koppelt, dann erstarrt der flüssigere Anteil, es bildet sich Schnee und Eis oder Rauhreif. Diese Erstarrung, dieses scheinbar endgültige Innehalten jeder Lebendigkeit bzw. Bewegung empfinden wir wie ein Ersterben der Natur, das unser Gemüt und unseren Handlungswillen *einfrieren* läßt - man zieht sich in sich zurück. Diese *Wasser-Erde*-Phase des Elementen-Kreises entspricht im Lebensalter eines Menschen ebenfalls dem In-sich-Zurückziehen des Greises, der sich vorbereitet auf den Übergang in einen jenseitigen Lebensbereich. Zumindest von der uns umgebenden Natur wissen wir, die *Eiszeit* ist eine Schwelle, auf der ein kurzes Ausruhen von Vergangenem, ein Innehalten stattfindet, und doch ist alles schon im Innersten der Knospe bereit für das neue Leben. Nur wer verharrt, nicht vom alten Leben losläßt, dem wird der Sterbeprozeß zur eisigen und elendig einsamen Qual - eine Mahnung, die die Natur uns jeden Winter aufs neue vermittelt! Die Zuversicht, daß auch im scheinbaren Erkalten aller Energie das Leben sich immer weiterbewegen will, ist ein Höchstes, das uns die Schöpfung lehren mag!

Wasser in Kombination mit *Wasser*

Themen:

Identität: inniger Bezug zu Träumen; Intuition; Gelöstheit;
Disharmonie: Depressivität (Spannungslosigkeit); Ich-Verlust;
Ätherische Öle: römische und blaue Kamille, Lavendel (officin.).

Poesie

Es ragt ins Meer der Runenstein,
Da sitz ich mit meinen Träumen.
Es pfeift der Wind, die Möwen schrein,
Die Wellen, die wandern und schäumen.
Ich habe geliebt manch' schönes Kind

Und manchen guten Gesellen -
Wo sind sie hin? Es pfeift der Wind,
Es schäumen und wandern die Wellen.

Das ist eine weiße Möwe,
Die ich dort flattern seh
Wohl über die dunklen Fluten;
Der Mond steht hoch in der Höh.
Der Haifisch und der Roche,
Die schnappen hervor aus der See,
Es hebt sich, es senkt sich die Möwe;
Der Mond steht hoch in der Höh.
Oh, liebe, flüchtige Seele,
Dir ist so bang und weh!
Zu nah ist dir das Wasser,
Der Mond steht hoch in der Höh.

(Heinrich Heine)

Heine in wehmütigster *Wasser*-Stimmung ...

Seelischer Aspekt

Träume, Wellen, Schäume, geliebtes schönes Kind, liebe bangende Seele, dunkle Fluten, und über allem der Mond, der Wasserhafte. Wer es immer wieder erlebt, weiß, was damit gemeint ist: Wenn es bei Vollmond alle Wasser emporzieht, es zur Springflut der Gefühle kommt, zu unfaßbaren Sehnsüchten, die einen nicht zur Ruhe kommen lassen; immer wieder die silbern glänzende Mondscheibe anschauen, und es tropft und trieft nur so in uns. Romantische Muse küßt uns, Puttenengelchen in weiß-rosa-violetten Wölklein umschweben die träumende Seele. Ach ja, das schmerzt alles auch ein wenig, weil es soo schön ist. Zu schön natürlich, um noch irgendeinen Bezug zur Realität zu haben, aber Ernüchterung schätzt das *Wasser-Wasser*-Temperament nun gar nicht. Fast erliege ich der Versuchung, die klassischen Typen dieses Temperaments zu karikieren - die erlauchten Damen in Plüsch samt ihren kleinen Enkelinnen mit den niedlichen Schleifchen im zarten Haar - doch wäre das aus einer feurigen Laune der Boshaftigkeit heraus, die bei so viel heiler Illusionswelt Streit sucht.

Löschen wir schnell wieder diese Laune und lassen uns ganz gelöst ins Wasser fallen - da gibt es keinen Widerstand, da brennt nichts mehr, wir gehen mit allem, was uns umströmt. Störendes wird weggespült, mit gereinigtem Gemüt tauchen wir wieder auf aus undurchsichtigen tiefen Fluten. Undurchsichtig, denn man kann keinen Grund erkennen. Die Boden- und Uferlosigkeit von Gefühlen aus dem Unbewußten, die sich meist sehr zaghaft, doch bisweilen überflutend in den Bildern unserer Träume offenbaren, kann sich in unerschöpflicher Phantasie und Kreativität zeigen und ergießen oder aber in rauschhaftem Wahn. Wehe, sollte es die Forschungssucht der Naturwissenschaft einmal so weit bringen wie in einem Kinofilm neuerer Art, in dem Mediziner, Biochemiker und Elektronikingenieure die Bilderimpulse im Gehirn eines Träumenden neuroelektronisch so entschlüsselten, daß sie daraus Videofilme entwickeln konnten! Die Geheimnisse innerer Bilder und tiefster eigener Empfindungen auf Videofilm gebannt und immer wieder reproduzierbar - die Versuchspersonen wurden wahnsinnig und lebensunfähig.

Poesie

Weniger rauschhaft, eher weltverdrossen und vollendet die wasserhafte Gemütsverfassung spiegelnd, ist jene Stimmung an einem verregneten Sonntag: „Im Fenster lehnend ... sehe ich dem endlosen Sichergießen der himmlischen Wasser zu. Ich denke mir: Wenn es nun so weiterregnen würde, tagelang, wochenlang, monatelang immer weiter und weiter - was würde werden? Da würde auf den Straßen eine angenehme Ruhe entstehen, die Automobile würden wegbleiben, mitten auf den lebensgefährlichsten Fahrdämmen würden die Regenmolche quaddeln. ... Und zuletzt würde das Meer steigen, langsam steigen, und würde von der Küste aus sich das Land erobern. ... Aber, so denke ich mir in meiner verregneten sonntäglichen Trägheit, es brauchte das Meer nur um wenige Dutzend Meter zu steigen, dann wäre alles das ausgelöscht und ersäuft, was den Lärm und Unfrieden in die Welt bringt. ... an einem Regentag mit diesem Gedanken zu spielen, ist merkwürdig befriedigend."

(Hermann Hesse: Die Kunst des Müßiggangs)

Seelischer Aspekt

Mit dem Gedanken der Sintflut zu spielen, gar das eigene Leben auszulöschen und damit dem alltäglichen Jammertal zu entkommen - das können die ins Unendliche führenden Abgründe dieses Temperaments sein. Sie können aus einem derart erschlaffenden Sich-Sehnen und Nichts-tun-Können entstehen, so daß aus allgemeiner Deprimiertheit (Wasser-Erde) pathologische Depression (Spannungslosigkeit) wird, ein *Nichts geht mehr* mit einem überwältigenden Gefühl von Traurigkeit gepaart, die das Herzvegetativum sogar organisch *überflutet* und *brechen* läßt. Suizidversuche sind dann nicht auszuschließen.

Körperlicher Aspekt - Behandlung

Welche Gestaltung findet dieses Allen-Einflüssen-Nachgeben, diese mangelnde eigene Initiativkraft, dies depressive Empfinden? Ein solcher *Wasser-Wasser*-Organismus zeigt allgemeine Erschlaffung. Er ist überwältigt von einer Müdigkeit bis hin zu Schlafsucht ohne wirkliche Erholung. Schlafen, nur nichts tun müssen: Alles ist zu viel. Die Augen sind müde, tränenverquollen; Gesichtsmuskeln, Schultern, der ganze Oberkörper, alles scheint nur noch zu hängen, signalisiert die fehlende Kraft (Atonie). Menschen in einer solchen *Wasser-Wasser*-Phase dürfen wir mit nichts kommen, das sie bedrängt. Aber wie wäre es mit einem warmen Bad mit Wohlgerüchen, die sanft und mild eine *engelhafte Harmonie* vermitteln können? Der *blaue* Duft der römischen Kamille und auch des Lavendels gleicht ein übersteigertes Hoch oder Tief der Gefühle wunderbar aus, und vielleicht fühlen sie sich dann getragen von Feen der Zuversicht ...

2.6 Das Element *Äther* - die Quintessenz

Themen:

Identität: das Leben angstfrei durchdringen;
Disharmonie: das Leben nicht akzeptieren können.

Poesie

Es war. Es ist. Es wird.
Ich war Sein. Ich bin Sein. Ich werde Sein.
Alles ist in ihm. Es ist in Allem.
Es ist ewiger Wandel.

(J. T.-T.)

Signatur

Das fünfte Element als solches ist wenig geläufig in der Alltagssprache westlichen Denkens. Das mag damit zu tun haben, daß diesem Denken, das sehr auf logischem Kalkül und Beweisbarkeit baut, der *Äther-Sinn* zu verkümmern scheint. Eine *Verbindung* ist da gemeint, die *religio*, die durch ein immanentes Wissen, d. h. Wissen um das, was in allem ist, gespeist wird.

Was ist in Allem?
Was ist?
Was ist in Allem?
Was
Ist
In
Allem?

(J. T.-T.)

Wer diese Frage als ein inneres Bedürfnis erlebt, wird ihre Antwort finden und die Signatur des Elements Äther verstehen, begreifen (auf *Erde*-Art), von ihr beseelt (Wasser) oder beflügelt (Luft) sein oder sie leuchtend widerspiegeln (Feuer-gemäß).

Seelischer Aspekt

Jeder Mensch vereinigt alle vier Elemente in sich und wird vom *Äther* durchstrahlt. Doch wie wird er sich in seinem Grundtemperament dieser Strahlung bewußt, wie ist der adäquate Zugang?

Luft in Kombination mit *Äther*

Die *Luft* gebiert das Äther-Element oder: Eine Voraussetzung, um zu fühlen, wie *Äther* strömt, ist, sich geistig von der gewohnten Wahrnehmung der Dinge zu lösen, sich leer zu machen von aller Fülle. Dieses geistige Entmaterialisieren ist ein Weg zum Element Äther. Es ist ein geistiges Sich-wandeln-Lassen von der Fülle zur Leere, von der Ruhe zur Bewegung, zu einer *Ruhe in der Bewegung*.

Erreiche den Gipfel der Leere
Bewahre die Fülle der Ruhe,
Und alle Dinge werden gedeihen.
So kann ich ihre Rückkehr erschauen,
Von allen Dingen in ihrer Vielfalt
Findet ein jedes zurück zur Wurzel,
Wurzel wiederfinden heißt Stille -
Was man nennen mag: Rückkehr zum Wesen;
Rückkehr zum Wesen heißt Ewig-Dauern.
Ewigdauerndes kennen heißt Klarheit. ...
Wer Ewigdauerndes kennt, umfaßt alles,
Wer alles umfaßt, gehört allen. ...

(Lao Tse: Tao Te King)

„Die Ruhe in der Ruhe ist nicht die wirkliche Ruhe. Nur wenn es Ruhe in der Bewegung gibt, kann der geistige Rhythmus erscheinen, der Himmel und Erde durchdringt."
(Tsai ken tan, taoistische Texte.)

Diesen ruhig bewegten Rhythmus können wir in einem freien Atem erleben. Ruhe, ein, Ruhe, aus, Ruhe, ein, Ruhe, aus, in solcher Rhythmik läßt sich erfahren: Wir atmen, und unsere Seele verbindet sich mit allen Wesen.

Der, welcher in allem Wesen wohnend
von allen Wesen verschieden ist,
den die Wesen alle nicht kennen,
dessen Leib alle Wesen sind,
der alle Wesen von innen lenkt,
das ist dein Atman (die ewig atmende Seele),
der heimliche Lenker, der Unsterbliche.

(Upanishaden)

Feuer in Kombination mit *Äther*

Der *Äther*-Aspekt des Feuers heißt *vollkommene Verwandlung*. Bei einer rituellen *Feuerprobe* hat ein Einweihungsprüfling durch eine Feuer*wand* zu gehen, um sich von allen alten Hüllen reinigen zu lassen. Symbolisch in der Weise, wie es ja auch im alchemistischen Verbrennungsprozeß gehandhabt wird, z. B. beim mehrmaligen *Veraschen* von Pflanzenmaterial, bis ein ganz neuer, feinstens gereinigter Stoff gewonnen ist, aus dem dann in der Heilkunde ein Heilmittel werden kann. Aus der Glut eines solchen *Brandopfers* erstrahlt ein neuer, lichter, geläuterter Kern, erhebt sich im Rauch ein neues Wesen: Geist aus dem Feuer, Phoenix aus der Asche, Kraft der Erkenntnis aus dem verwandelten Stoff.

Ist die *Wassertaufe* eine reinigende Initiation und Bestätigung schöpferischer Liebe, so erleuchtet die *Feuerprobe* den Weg, auf dem wir sie verwirklichen sollen. Dann gleichen wir feinem Mehl, das im feuchten Hefeteig aufquillt, sich mit anderen Zutaten verbindet, doch erst durch die Verwandlung in der Hitze des Backofens ernähren kann.

Die stärkste Hitze- und Lichtquelle, die wir stetig im Wandel eines Jahres erleben, ist die Sonne. Keine Kultur, die sie nicht in irgendeiner Art verehrt, wird doch irdisches Leben durch sie gelenkt. Johannes Kepler, Astronom, Theologe, Philosoph um 1600, preist sie wie einen Herrscher des Himmels voll königlichen Lichts: ,,Dies alles zwingt mich zu dem Bekenntnis,

daß von der Sonne, dem Brennpunkt oder dem Auge der Welt, das Licht nicht nur in die ganze Welt ausstrahlt, wie das Leben und die Wärme aus dem Herzen - als dem Regenten und Urbeweger alles Bewegten - sondern daß sich auch alle Ausflüsse der Welt in der Sonne sammeln. Mit dem Rechte des Königs bezieht er gleichsam die Abgaben: wunderbar liebliche Klänge der Harmonie ..."
(J. Kepler: Gesammelte Werke)

Könnte da ein winterliches, österliches oder sommerliches Feuerfest mit durch die Sonne beseeltem pflanzlichem Räucherwerk (Salbei, Rosmarin, Ysop, Wacholder, Baumharze) nicht eben eine jener dankbaren *Abgaben* an jene urbewegende Kraft unseres Lebens sein?

Erde in Kombination mit *Äther*

Mutter Erde

Ehre deine Mutter Erde,
auf daß deine Tage lange währen.

...
denn kein Mensch kann lange leben, noch glücklich sein,
wenn er seine Mutter Erde nicht ehrt
und ihre Gesetze befolgt.

(Essener Friedensevangelium, Buch 3)

Es ist die demutsvolle Ehrfurcht vor dem Schoß, aus dem wir alle kommen und in den wir zurückkehren, die sich hier zeigt. Ein Leben, durchwirkt von dieser Ehrfurcht, weiß um die Lebensgesetze dieser Mutter, nutzt und bewahrt ihre Kräfte und vertraut auf sie. Ein solcher Mensch wird leiden, wenn ein Baum verletzt wird, denn er weiß, was es heißt, in vergangenem Leben zu wurzeln, in der Gegenwart zu wachsen und sich dem Zukünftigen hinzugeben, um aufs neue zu keimen, zu wurzeln. Jeder Einschnitt in diesen mütterlichen Zyklus wird unweigerlich ein Schnitt ins eigene Fleisch werden.

Der *Erde-Äther*-Sinn ist ein Seismograph des Menschenbebens, das heute überall zu spüren ist. Mit ihm ist es möglich, die *Einschnitte* eines Menschenlebens und ihre Folgen aufzufinden, zu verarbeiten und mit neuem Vertrauen den unterbrochenen Zyklus fortzusetzen. Das ist dann wie weihevoller Baumharz an einer wunden Stelle.

Wasser in Kombination mit *Äther*

Was können unsere Worte, unsere Sprache schon sagen über den Geist, der über den Wassern schwebt?

Setzen Sie sich einmal an eine leise gluckernde Quelle, an einen munter sprudelnden Bach, an einen gelassen dahinströmenden Fluß, an einen See oder an das weite Meer und versuchen Sie zu lauschen, zu schauen ...

„Monatelang saß Siddhartha, ein indischer Wahrheitssuchender, an der Seite eines alten Fährmanns am Ufer eines Flusses. Und da lehrte ihn der Fluß etwas, und es waren nur wenige Worte, die er mit dem Fährmann darüber wechselte: ‚Hast du, hast auch du vom Flusse jenes Geheime gelernt: daß es keine Zeit gibt?‘
‚Ja, Siddhartha. Es ist doch dieses, was du meinst: daß der Fluß überall zugleich ist, am Ursprung und an der Mündung, am Wasserfall und an der Stromschnelle, im Meer, im Gebirge, überall zugleich, und daß es für ihn nur Gegenwart gibt, nicht den Schatten Vergangenheit, nicht den Schatten Zukunft?‘
‚Dies ist es. Und als ich es gelernt hatte, da sah ich mein Leben an, und es war auch ein Fluß. ... Nichts war, nichts wird sein; alles ist, alles hat Wesen und Gegenwart.‘“
(Hermann Hesse: Siddhartha)

Wie können wir solche Worte begreifen? Um das Wasser zu schöpfen, können wir einfach unsere Hände zu einem Kelch formen, und dann können wir daraus trinken oder uns waschen und erfrischen. Der Kelch ist fast überall ein altüberliefertes Symbol für das Wasser. Immer ist es der Kelch, der vor allem die Haltung des Empfangens ausdrücken soll. Der Kelch des Abendmahls, der Kelch der Liebe. Der Kelch umschließt das, was wir empfangen dürfen, aus dem wir uns laben dürfen. Wollen wir etwas oder jemanden als Labsal begreifen, so müssen wir selbst zu solch einem empfangenden Kelch werden, der liebend das, was da kommt, umschließt.

Wenn wir in unserem Leben etwas begreifen, lernen wollen, so gilt es, sich wie ein Blütenkelch zu öffnen, unser Inneres, Wesenhaftes - unsere Essenz - bereitzuhalten, auf daß wir kundtun, daß wir empfangen wollen, indem wir uns hingeben. Ist es da ein Wunder, daß viele Menschen sich zu solcher Haltung bewegt fühlen, wenn sie die Essenz aus den Blütenkelchen der Rosen oder vergleichbarer Blumen empfangen? Sie verkörpern eben diesen Geist des liebenden Empfangens!

Wie können wir also die Lehre des Flusses empfangen? Indem wir ihn lieben lernen. Siddhartha zu einem alten, seinen Worten gegenüber recht skeptischen Freund: ,,,Und dies ist nun eine Lehre, über welche du lachen wirst: Die Liebe scheint mir von allem die Hauptsache zu sein. Die Welt zu durchschauen, sie zu erklären, sie zu verachten, mag großer Denker Sache sein. Mir aber liegt einzig daran, die Welt lieben zu können, sie nicht zu verachten, sie und mich nicht zu verachten, sie und mich nicht zu hassen, sie und mich und alle Wesen mit Liebe und Bewunderung und Ehrfurcht betrachten zu können.'''
(Hermann Hesse: Siddhartha)

3. Die Temperamente der Düfte

3.1 Über die Individualität der ätherischen Öle

,,Dufterlebnisse sind mit dem Verstande schwer zu erfassen. Ihre Umschreibung mit Worten läßt schon das Fließende, Schwebende ihrer Eigenart ahnen, womit sie für viele dem Musikgenuß nahekommen. Auch bei Kunstwerken gilt für viele das Maß der seelischen Ergriffenheit als Kriterium. Die Duftmusik der Pflanzen ist nur zu erfühlen, nicht zu definieren.''
(F. Plenzat: Duftende Pflanzen)

Haben Sie gerade zufällig duftende Blumen oder frisches Obst in der Nähe, Kräuter in der Küche oder vielleicht einen Garten mit alledem? Schnuppern Sie doch mal eben ein, zwei Minuten lang, lassen Sie Ihre Nase den Wohlgeruch aufsaugen. Blumige, süße, herbe, scharfe, erdige, erfrischende Noten erwekken Empfindungen und Assoziationen, die Sie vorher wahrscheinlich nicht hatten, beeinflussen oft unser Allgemeinbefinden in einer Weise, wie wir es in diesem Augenblick nicht für möglich gehalten hätten. Ob Düfte unseren Verstand, unsere bewußte Wahrnehmung - auf die wir so viel halten - schlichtweg umgehen und in unserem Unbewußten allerlei Wundersames anrichten? Manche behaupten, gerade dies sei eben Einbildung, wogegen letztlich nichts zu sagen ist, denn es sind unsere innersten Bilder, die wieder wachge*rochen* werden, unverwechselbar sind und somit untrennbar von unserem Selbst (in-dividuell = unteilbar) wirken. Den einen erregt ein betörender Duft, ein anderer bekommt sogleich Kopfschmerzen, empfindet ihn nur noch als Ärgernis und rümpft die Nase. Banal, könnte man meinen, über Geschmack läßt sich bekanntlich nicht streiten.

Nutzt man die Pflanzenduftstoffe als Mittel in der Heilkunde wie andere Naturheilmittel auch, so ist festzustellen und zu betonen, daß eben kein Mittel für alles und jeden anwendbar ist; die Wirkung hängt nun einmal von diversen persönlichen Faktoren, der Lebensphase, dem Krankheitsverlauf etc. ab. Der alte Satz „Für alles ist ein Kraut gewachsen" macht nicht nur Hoffnung, er besagt genaugenommen auch, daß jedem sein Kraut gewachsen ist, jeder also sein Heilmittel bekommen soll, das er jetzt braucht. Daß die klinischen Massenversuche schulmedizinischer Pharmazeutika genau hierauf nicht eingehen (sollen?), ist bedauerlich; doch ist eine ähnliche Haltung auch bei vielen Naturheilkundlern und in der einschlägigen Literatur (inklusive der *Aroma*-Lehre) zu finden: bei dem einen Symptom nehme man dies Mittel, bei jenem ein anderes. Für eine sinnvolle ganzheitlich orientierte Aromatherapie gilt aber: Nicht das Symptom behandeln wir, sondern den erkrankten Menschen in seiner ganzen Person (personotrope Behandlung). (Vgl. Kap. 5.)

Die folgende Elementen-Ordnung wichtiger Heilöle möge ein Wegweiser für eine solche personenbezogene Aromatherapie sein, indem sie sozusagen eine duftende Geist-Seele-Körperkunde anbietet, die gezielter an die engere Auswahl des passenden Mittels heranführt (vgl. auch die Elementen-Kreis-Skizzen in Kap. 4.1).

Beispiel eines Elementenkreises mit ätherischen Ölen

Luft
Zitrone
Citronella

Wasser/Luft
Grapefruit (L/W)
Neroli (W/L)

Luft/Feuer
Bergamotte (L/F)
Kampfer (F/L)

Myrte — Muskateller-Salbei — Ysop

Wasser
Lavendel (off.)
Kamille (blau)

Rose — **Äther** — Weihrauch

Feuer
Thymian (F/E)
Ingwer (E/F)

Iris — Immortelle — Myrrhe

Wasser/Erde
Honig (W/E)
Sandelholz (E/W)

Erde
Vetiver
Zeder

Erde/Feuer
Zirbelkiefer (E/F)
Zimtrinde (F/E)

Und die Gegensatzpaare:

Erde und Luft
Douglasie (E/L)
Eisenkraut (L/E)

Feuer und Wasser
Pfefferminze (F/W)
Salbei (W/F)

Die hier genannten Öle sind Beispiele einer Auswahl für eine Einordnung in den Elementenkreis.

Wie gehen wir damit um:

Beispiel 1: Temperament *Erde-Luft* verstärken

Ein Mensch - aufrechten Ganges, freien Geistes (zugegeben eine seltene Species ...) - möchte in seiner allgemein stabilen Verfassung unterstützt werden und gleichermaßen an Flexibilität gewinnen. Wir bieten ihm auf einem Duftvlies *Erde-Luft*-Baumdüfte (Douglasie, Lärche) an, evtl. ergänzt um ein *Luft-Luft*-Aroma (Zitrone) oder *Luft-Erde*-Öl (Eisenkraut).

Hierauf kommt es an:

Wir erspüren und erfassen das *Thema* des anderen, indem wir anhand seiner unmittelbaren Reaktionen und Assoziationen auf den angebotenen duftenden Spiegel seines Themas das entsprechende Mittel ausfindig machen. Das können Äußerungen des Gefallens oder Mißfallens auf den Duft sein, spontane Bilder(ketten) - „das ist wie ..." -, aber auch direkte Körperreaktionen wie tiefes Einatmen, Lächeln, Augenbrauenzucken, Abwehrhaltung der Hände etc ... Die Art und Weise der Reaktion und der Äußerungen gibt häufig Hinweise, in welche Richtung des Elementenkreises die Duftreise geht (z. B. vehement: Feuer; neugierig: Luft; gefühlsbewegt: Wasser; reserviert: Erde). Die eigene Intuition und die direkte Reaktion auf den angebotenen Duft sind die Wegweiser auf dem Duft-Elementen-Kreis. Ihn gut zu kennen, sozusagen verinnerlicht zu haben, ist die eine Fähigkeit des Aromatherapeuten, die andere ist eine gute Sensibilität dem Patienten gegenüber. Es gilt, mit ihm mitzuschwingen, sich auf ihn einzustimmen, dann werden die Töne der *Duftorgel* stimmen.

Beispiel 2: Disharmonisches *Erde-Luft*-Temperament ausgleichen

Ein Patient mit Kopfschmerzen und Blähungen (eine nicht seltene Kombination) wünscht eine hilfreiche Aromabehandlung.

Sein Thema ist, daß er mit dem Luft-Elementüberschuß nicht zurechtkommt. Behandlungsziel könnte demnach sein, Boden unter den Füßen zu vermitteln (Erde stärken), um darauf zu einer akzeptierbaren Verbindung zur *Luft* zu verhelfen (z. B. mit *Luft-Erde*- oder auch *Luft-Wasser*-Ölen = *gebundene* Luft). Was bietet der Duft-Elementen-Kreis an? Zur Erdung beispielsweise Vetiverwurzelöl, auch die Engelwurz (falls der *Feuer*-Anteil tolerabel ist); schwere Baumdüfte wie Zederduft müßten z. B. durch das *gegenüberliegende* Eisenkraut, Melisse oder Grapefruit ergänzt werden. Fenchel kann zwischendurch die rechte Wahl sein. Die passenden Anwendungen wären: via Bauchmassage bzw. auch *reflektorisch* via Fußreflex-Aroma-Massage (s. Kap. 4.3), Inhalation, Duftlampe, eine mit genannten Ölen aromatisierte Heilerde-Fußpackung.

Ein erweitertes Bild zur elementbezogenen Anwendungspraxis machen Sie sich auch mit Hilfe des Kap. 4.2, in dem von verschiedenen Möglichkeiten die Rede ist, sich ätherische Öle *einzuverleiben*, ohne sie einzunehmen.

3.2 Duft-Bilder - 20 ätherische Öle mit ihrem Temperament

Im folgenden können Sie an einer Auswahl von Duftölen, die ich sehr gerne verwende, den bildhaften Ausdruck ihrer Elemente bzw. Temperamente genießen. Empfehlenswert ist natürlich, sich selbst erst einmal den Duft zu Gemüte zu führen (z. B. über der Duftlampe) und ihn aufs eigene Temperament wirken zu lassen.
Hier ein alphabetischer Überblick:

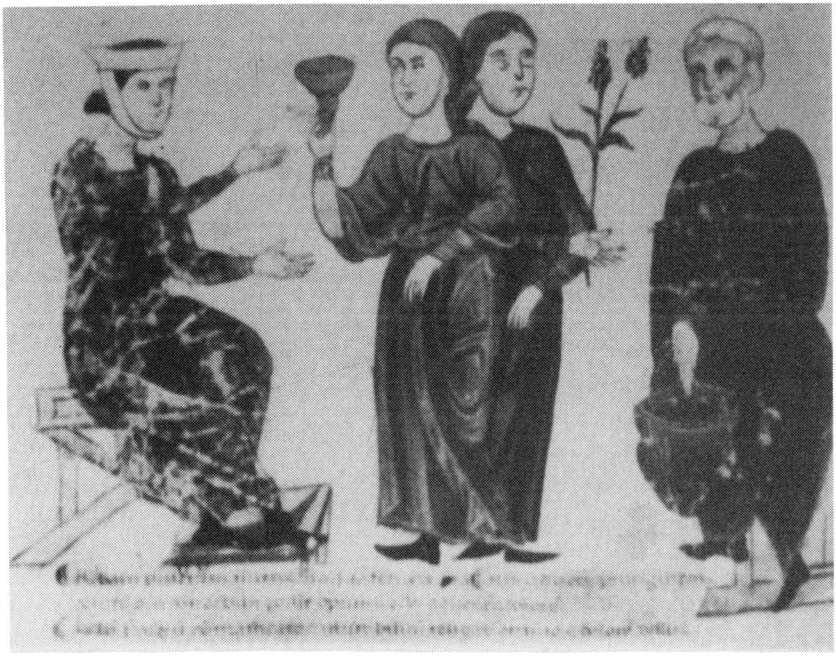

Kräuterbehandlung im Mittelalter

Angelikawurzel (Erde/Feuer)

Poesie

Ich bin ein Schutzengel.
Kraftvoll stehe ich,
behüte und bewahre dich.
Wahrheit und Wahrhaftigkeit
sind der Boden,
in dem ich verwurzelt bin.
Die bösen Geister
des Neids, der Eifersucht,
der Hetze nach Erfolg,
der Intrige und der Unlauterkeit,
des Betrugs und der Selbsttäuschung,
all' die Keime gemeinen Machtstrebens,
die da aus ihren feuchten Höhlen kriechen,
ich vertreibe und vernichte sie.

(J. T.-T.)

Signatur/Seelischer Aspekt

Sie stehen gerne an Bachufern oder in feuchten Niederungen, am Rande von Waldauen oder sumpfigem Gehölz, diese (Erz)Engelstauden, die an körperlicher Potenz hierzulande nur noch von der Herakles-Staude, dem Bärenklau, übertroffen werden (dessen Saft erzeugt auf der Haut bei Sonnenbestrahlung heftigste Brandschmerzen). Angelika, die Engelhafte, kontrolliert das, was aus dem feuchten Boden kommt und verwandelt es in aromatisch würzige Kraft. Stengel und frische Triebe haben einen Geschmack von Sellerie, Liebstöckel (Maggikraut) und etwas von Ananas, und das ergibt dann schon eine kräftige Lebenswürze. Chartreuse-Likör und edler Kräuteressig bedürfen der Angelika, und wer weiß, wozu die Mönche von Chartres diesen Engel herbeiriefen!

Auf jeden Fall sollten wir seine Gunst in Anspruch nehmen, wenn wir das Gefühl haben, daß uns alle Felle davonschwimmen, wir vor lauter Anforderungen, die man an uns stellt, *den Kanal voll haben*. Stirnhöhlen, Magengrube und Beckenraum könnten dieser *Kanal* sein: auf allen Ebenen nichts mehr aufnehmen können, heißt das. Wer dies, wie es so oft geschieht, nicht respektieren will oder darf, macht sich und anderen mehr und mehr vor, schwächt sich; und im blinden Aufholenwollen weckt man ungute Geister.

Körperlicher Aspekt - Behandlung - Duftkombinationen

Stockschnupfen, *Reizmagen*, *Magengeschwür*, *Schwächeanfälle* und *Lähmungen* heißen diese Geister, wenn sie sich körperlich manifestieren. Sagen diese Namen nicht schon viel aus, was die Seele hier dringend braucht? - Erst einmal Schutz vor belastenden Einflüssen aller Art. Für den Körper wird dies über eine Unterstützung der Immunabwehr erreicht (Engelwurz soll im Mittelalter sogar vor Pestansteckung geschützt haben), hier durch Inhalation und Einreibung (Salbe). (s. auch S. Fischer: Medizin der Erde) Dann gilt es, die überreizten Verdauungsnerven zu beruhigen. Engelwurz- und Fenchelöl, auf den Oberleib aufgetragen (mit fettem Öl gemischt), können wie ein entspannendes Ruhekissen wirken. Und eine allgemein aufbauende, aufrichtende Stärkung ist vonnöten. Zur kraftvollen Staude ein starker Baum (Zirbelkiefer, Wacholder) mit einer frischen Kopfnote aus dem Citrusangebot - hervorragend geeignet für die Duftlampe, aber auch für meine so geschätzte Fußreflex-Aroma-Massage, der balsamierenden *Wurzelbehandlung* für den angeschlagenen Menschen (s. Kap. 4.3).

Basilikum (Feuer/Erde)

Poesie

Ich bin ein König der Zuversicht.
Und bleibe, voll froh hoffenden Lebenswillens,
doch ein Realist.
Dort, wo etwas ins Uferlose, Unklare zerfließt,
wo man verwässern und verschleiern will,
setze ich eindeutige Akzente.
Ich bin die gezielte Würze im Alltagsgericht,
das durch mich erst würdevoll abgerundet wird.
Diese würzige Würde erfreut die Sinne -
und stiftet damit erst den Sinn dieses Tages!
Droht dein Tag eintönig zu werden,
das Gleichmaß in deinem Kopf zu hämmern -
atme mich, schmecke mich - und komme zu Sinnen!

(J. T.-T.)

Signatur

Wie kommt ein relativ bescheiden wachsendes, unscheinbar blühendes Kraut, das in südeuropäischen Ländern so zur Küche gehört, wie die Petersilie bei uns, jeden Beetkasten füllt, zu solch einem Namen?

Basileios, der Königliche. Einer, der regiert und dazu wissen muß, was er will. Einer, der von innen her, qua persona, eine natürliche Autorität besitzt und ausstrahlt. Einer, der gerecht sein soll gegenüber Loyalen, aber auch seinen Widersachern Respekt einzuflößen versteht. Sein Kapital ist seine Macht, die sich aus sich selbst heraus versteht. Er ist das *Caput*, das Oberhaupt, und weiß sich wie selbstverständlich zu behaupten. Mischen Sie einmal einige bekannte frische Würzkräuter, unter denen sich auch Basilikum befindet. Selbst bei Lauch, Oregano oder ähnlich starken Aromen wird Basilikum deutlich herauszuschmecken sein, und er wird in seinem edlen Nachgeschmack, den er auf der Zunge hinterläßt, schon seines Namens würdig. Schauen Sie seine Krautblätter an. Sehen sie nicht aus wie breite, kräftige Zungen, die einen gewissen Glanz besitzen?

Seelischer Aspekt

Die Basilikumessenz dieser Blätter verleiht die nötige Kraft, um sich gut zu behaupten. Einer, der sich behaupten kann, trägt sein Haupt aufrecht, und das führt zu aufrichtigem Tun und mutigem Wort. Womit wir schon wieder bei der Zunge wären. Einen *Basileios* des Wortes, einen Wahrhaftiges aussprechenden Menschen *riecht* man förmlich: Seine Art ist die Lebenswürze, die wir in dem alltäglichen Gerede und Geplapper ersehnen. Massieren Sie einmal Ihr Gesicht mit einem Basilikum-Massageöl (1 Tl Jojobaöl/2 Tr. Basilikum), und besinnen Sie sich Ihrer Worte; es könnte auch Ihnen geschehen, daß dies wie eine *Haupt*-Reinigung wirkt ...

Woher kommen nur diese schrecklichen Kopfschmerzen gerade bei jenen Zeitgenossen, die täglich viele Gedanken fassen bzw. äußern müssen (oder es auch nur zu müssen meinen) ... ? Dabei ist es doch so notwendig, all die ständig auf uns einströmenden Reize gründlich zu verdauen, um dann erst zu antworten. Basilikum will uns eben daran erinnern, wenn wir uns zu einseitig im Kopf und *auf der Zunge* aufhalten: Du hast nichts davon, wenn du die Dinge gleich beurteilst, schmecke sie aus, lasse sie in deiner Tiefe wirken und dich nähren.

Behandlung - Körperlicher Aspekt

So wählen in der Aromatherapie viele Menschen als Körperbereich, zu dem ihnen Basilikum adäquat erscheint, ihre Magenzone. Dort bzw. auf die ihr zugeordneten Reflexzonen an Händen, Füßen oder Rückensegment aufgetragen, regt er einen brachliegenden Appetit, Lust auf Genuß und Vitalität wieder an. Die einbalsamierenden Hände kreisen dabei ruhig, aber gewollt, deutlich und dynamisch (Erde/Feuer). Vorsicht: Den Magen nicht bei Völlegefühl massieren! Nicht in der ersten Schwangerschaftshälfte mit Basilikum massieren!

Duftkombinationen

Es gibt sehr viele *Feuer-Erde*-Essenzen, die gut ergänzen, aber auch luftig-kühlere Düfte wie Zitrone oder Lemongras passen gut zu Basilikum.

Bergamotte (Luft/Feuer)

Poesie

Ich bin die duftende Tochter der Sonne.
In ihrem Lichte tanze ich,
ihre Strahlen werden zu meinem Gewebe,
Ihr Leuchten erheitert mich
und erwärmt meine Gedanken.
Ja, mich ziehet es wie einst Ikarus
dir wie beflügelt entgegen,
heraus aus dunklem Jammertal
empor zu höchsten Sphären.
Da klingt es wie feinstes Engelgeläut -
doch ach,
mir wird so flimmerig, so taumelig,
so schwankend im schwindliger Höh',
mir glühet die Haut -
nur sachte, besser,
ich hätt' nicht so ungeschützt
ins helle Licht geschaut.

(J. T.-T.)

Signatur

Das Bergamotteöl hat durch die besondere Zusammensetzung seiner Inhaltsstoffe Bezüge zu den Dufteigenarten von Zitrone, Neroli, Geranie, Lavendel und Muskatellersalbei. Es duftet tatsächlich wie ein bunter Blumenstrauß mit einem intensiv fruchtfrischen bis überreifen, mildwarmen Bouquet. Nur etwas zu tief die Nase hineingehalten, steigt der Duft leicht zu Kopfe, es wird einem schwindelig, manchmal bis zum Schmerz. Das ist dann wie die häufig unterschätzte Strahlenintensität einer Wintermittagssonne über gebirgigem Schneefeld: Ein auf Augen und Haut extrem stark wirkendes Gleißen, das unsere Nerven bald zum Schwirren bringt. So ist das berühmte *Kölnisch Wasser*, das zum Großteil aus genannten Düften komponiert ist, in Maßen eine Wohltat, ein wenig darüber hinaus allerdings nicht jedermanns Sache ...

Seelischer Aspekt - Körperlicher Aspekt - Behandlung

Warum lieben wir in den dunklen Wintermonaten Citrusfrüchte über alles? Und weshalb sprechen gerade Kindernasen und -münder darauf an? Und woher mag es kommen, daß Citrusfrüchte nach längerer Krankheit als erste Speisen geschätzt sind? Und daß sie in einem Kinder-Krankenzimmer ideale Verwendung finden, wo die Luft von Grippekeimen geschwängert ist? Und auch in der Schwangerschaft bzw. Geburtshilfe: selbst hier, gerade hier finden sie Verwendung! Es sind dies alles Themen des Elements Luft: Helligkeit ins Dunkle bringen, Neues beginnen, Anfänge unterstützen, die Atemluft klären.

Wenn wir uns von November bis Februar nach den ersten Frühlingssonnenstrahlen sehnen, wenn wir uns neue Lebendigkeit wünschen, in guter Hoffnung auf neues Leben sein wollen, das sorglose Lächeln eines kleinen Kindes bei uns erleben möchten, so mag dieses Sehnen, solche Stimmung untermalt oder geweckt werden mit ein paar wenigen Tropfen Bergamotte in der Duftlampe oder im Massageöl (vgl. Kap. 4.5). Ein ganz zartes Einbalsamieren des *dritten Auges* zwischen Nasenwurzel und Stirn kann unserem *inneren Auge* (Epiphyse) notwendige Lichtimpulse vermitteln, da die Bergamotte ganz besonders in der Lage zu sein scheint, äußeres natürliches Licht zu bündeln. Ebenso können wir unser *inneres Grün* (Vegetatives Nervensystem) mit Licht versorgen, massieren wir mit Bedacht ein Massageöl aus Johanniskraut, Bergamotte und Honigessenz (Verhältnis 10 ml/5 Tr./3 Tr.) auf unser Solarplex-Feld bzw. die Reflexzonen des Sonnengeflechts an den Füßen. Cave: Diese Ölmischung erhöht die Lichtempfindlichkeit der Haut; vor allem, wenn sie nach der Behandlung direkter Sonnenbestrahlung ausgesetzt ist, kann es zu Überreizungen und Pigmentflecken kommen.

So viel verinnerlichtes, einverleibtes Licht muß die Trübsal doch überstrahlen und verwandeln, meinen Sie nicht? Zumindest wird der Antrieb, es doch noch einmal aufs neue zu versuchen, einen neuen Anfang zu wagen, hellauf belebt!

Zu Kindern paßt Bergamotte weniger gut als Mandarine oder Limette. Höchstens in der Pubertätszeit, wenn die Haut unrein wird, wäre eine Waschung mit verdünntem Bergamotteöl hilfreich.

Douglasie (Erde/Luft)

Poesie

Ein Blatt allein ist schwach gegen den Wind.
Ein Zweig allein ist schwach gegen den Wind.
Ein Ast allein ist schwach gegen den Wind.
Nur der ganze Baum ist stark im Wind.
So tun wir uns zusammen
und strecken uns gemeinsam dem Wind entgegen,
und wir werden einig mit dem Wind.

(J. T.-T.)

Signatur/Seelischer Aspekt

Die weit ausladenden und sich streckenden stämmigen Äste der Douglasfichte finden sich mit dieser Gestik in ihrem Duft wieder. Stämmigkeit, Standfestigkeit und Streben nach oben und in die Weite ist sein Ausdruck und Geheimnis. Anders als der Lärchenduft hat er allerdings mehr Schwere, vermittelt eher Halt und Mut denn dessen lichte Leichtigkeit. Mut zu Neuem, ohne die Angst haben zu müssen, das Alte zu verlieren. Sozusagen ein gewisser liberaler Konservatismus wird mit diesem Duft im besten Sinne gestärkt. Das können Menschen dann gut brauchen, wenn ganz neue oder überraschende Ereignisse rasche Entscheidungen verlangen, sie sich aber überfordert fühlen aus Furcht, etwas Übereiltes zu tun und es dann womöglich ein ewiges Auf-die-lange-Bank-Schieben gibt. Der Effekt wäre eine unterschwellige Unzufriedenheit bis hin zur Resignation: „Ich kann mich ja einfach nicht entschließen, so verschließe ich mich eben allen neuen Aufgaben." Den Kopf in den Sand, laß die anderen machen. Die Douglasie kann aufrichten helfen und die Lust vermitteln, mal wieder ein Stück weiter zu wachsen. Und wenn ich nicht alleine weiterkomme, dann mache ich es gemeinsam mit anderen, höre mir auch deren Ideen an, vielleicht bringen die mich weiter ...

Körperlicher Aspekt - Behandlung

Menschen mit der Tendenz, den Kopf in den Sand zu stecken, ihren Schädel also gleichsam zum Beckenboden zu machen, haben häufig Kopf- und Lumbalschmerzsymptome. Da ist es also Aufgabe des Therapeuten, das Unten und Oben wieder klarzubekommen. Eine gleichzeitige Einreibemassage von Douglasienöl im Bereich des 7. Halswirbels und des Kreuzbeins kann ordnen helfen (auf 10 ml Mandelöl 7 Tr. Douglasie).

Liegen die Beschwerden mehr im oberen Teil, ist eine Kombination mit citrusartigen Düften empfehlenswert, im unteren Bereich kann man mit etwas schwereren Düften wie Wacholder (Erde/Feuer) arbeiten.

Eisenkraut (Luft/Erde)

Poesie

Erigineia, der Göttin der Frühe geweiht,
dufte ich nach der heiligen, seelenerquickenden,
erweckenden Frische eines Mai-Morgens,
voll von gelben, lichtgrünen Tönen.
In mir kannst du Trost finden,
mögen dir die Kräfte fehlen,
um die Wunden des vergangenen Tages zu verwinden.
Ich richte dich allemal wieder auf!

(J. T.-T.)

Signatur/Seelischer Aspekt

Es reckt sich schlank der Sonne entgegen, das Eisenkraut oder Heiligkraut, das es den griechischen und römischen Ärzten war. Vor allem zu Kriegszeiten wurde es dem Jupiter als Rauchopfer dargebracht zur Vorbeugung gegen Verletzungen. Wärme braucht diese Pflanze zum Gedeihen, ansonsten ist sie recht anspruchsarm, und reibt man sie an ihren Blättern, nimmt man einen citrusartigen Duft mit, der sagen will: Ich bin der Hauch eines neuen Lebens, „carpe diem", fange es jetzt an. Vergiß, was war, sei nicht nachtragend, recke und dehne dich, die Nacht ist vorbei, höre den Gesang des Wiederbeginns, und wenn du Hilfe brauchst, vertraue auf den, der jeden Morgen die Welt neu macht. ... Solcherlei Impulse können vor allem Menschen brauchen, die im kleinen wie im großen Anlaufschwierigkeiten haben; die sich nicht mehr recht trauen, neue Schritte zu wagen, weil sie gar zu arg enttäuscht wurden; die noch ihre Wunden lecken, ihre Kränkung zum Vorwand nehmen, um in Lethargie zu verweilen. Da hilft eine ehrlich gemeinte Aufmunterung wie eine Morgenbrise zum Augenöffnen.

Körperlicher Aspekt

Ich greife den Aspekt der Haut als ein vorrangiges Thema des Eisenkrautöls heraus. Leicht verletzliche oder schwer heilende wunde Haut ruft nach diesem ätherischen Öl, und zwar häufig gar nicht nur die sichtbare Hülle, sondern auch jene, die sie erahnbar umgibt. Manche Menschen scheinen allerlei Verletzungen schutzlos preisgegeben zu sein, sie haben keine Sicherheitsantenne für sich selbst, und das zeigt sich dann körperlich daran, daß sie sich überall Wunden zuziehen, wo immer es nur möglich ist. Es gibt auch solche Phasen, in denen man Meister darin ist, sich zu schneiden, zu stoßen, reißen, etc., Tage der chronischen Unaufmerksamkeit und schmerzlichen Unachtsamkeit.

Als besonders schutzbedürftig und sensibel erscheinen auch manche Frauen, wenn sie schwanger sind, so sensibel, daß sogar dies Verbenaöl per os abortiv wirken soll und auf der Haut nur stark verdünnt, am besten jedoch in der Duftlampe vertragen wird. Es ist also eher ein gutes geburtsbegleitendes Öl.

Behandlung - Duftkombinationen

Wie bei Citrusdüften läßt sich der grün-herb-citrusähnliche Verbenaduft sehr gut mit kräftigen Baumdüften kombinieren (wie der Douglasie, den Kiefern, der Lärche), und zwar im Verhältnis 1:3, um sie im Massageöl aufzutragen (Vorsicht: Lichtflecken bei direkter Sonnenbestrahlung möglich!). Bewährt bei Hand- und Fußreflexmassagen! In der Duftlampe ist eine wunderbar aufbauende, mutmachende Mischung Zirbelkiefer (3 Tr.), Neroli (1 Tr.) und Eisenkraut (2 Tr.) in handwarmes Wasser geträufelt.

Grapefruit (Luft/Wasser)

Poesie

Ich bin wie die strahlende Sonne
nach einem langen Regen.
Ich weiß den Trübsinn zu überwinden,
denn ich habe einen Sinn für pralles,
fruchtendes Leben.
Nichts bleibt, wie es ist,
also nehme ich alles in Kauf.
Ich genieße alles,
denn alles gehört zum Leben.
Auch Bitternis ist ihm eigen;
ich nehme sie
und schenke ihr mein frisches Lachen!

(J. T.-T.)

Signatur/Seelischer Aspekt

Kinder staunen über die großen gelben Fruchtbälle aus südlichen Landen. Gut gezuckert schätzen sie auch ihr Fruchtfleisch, dessen Saft eigentlich etwas Herbbitteres an sich hat. Orangensaft ziehen sie dann doch vor.

... Immerhin sind die Pampelmusen und Grapefruits nicht ganz so sauer wie die Zitronen. Und genau zwischen den Charakteren dieser Früchte liegt der Wirkungsbereich der Grapefruit: nicht mehr ganz so zusammenziehend, konzentrierend wie die Zitrone und noch nicht ganz so sanft-mild verwöhnend wie die Orange. Sie hat sowohl etwas mit dem Sauer-Bitteren zu tun als auch mit dem Süß-Lieblichen, und ist so erfrischend wie beide. Sozusagen ein *Hermaphrodit*, also die Vereinigung des männlich kühlen Yang-Aspektes und des weiblich warmen Yin-Aspektes. Zitrone ist mehr etwas für die Sommerzeit, Orange eher für die Winterzeit (Adventsduft, zusammen mit Mandarinen!). Grapefruits passen irgendwie immer. Menschen, die diesem Duft entsprechen, sind immer willkommen, denn mit ihnen scheint alles leichter zu gehen. Nicht, daß die Aufgaben, Sorgen, Probleme verschwänden - aber sie fühlen sich so an, als seien sie einfacher zu bewältigen in Grapefruits Gegenwart.

Und auch in Duftmischungen, sei es für Kosmetik, Küche oder Heilkunde, läßt sich diese Kopfnote gut mit der Mehrzahl der ätherischen Öle verbinden, vor allem den schwereren Basisnoten.

Körperlicher Aspekt - Behandlung

Mischen Sie einmal 1 Tropfen Vetiveröl mit 3 Tropfen Grapefruitöl in etwas Haselnußöl: Es entsteht ein edles Parfüm, das sich auch gut dazu eignet, den Rücken - entlang der ganzen Wirbelsäule Richtung Kopf - zu massieren, um bei Steifheit, Schweregefühl und Rückenanspannung Erleichterung zu verschaffen (*Erde-Luft*-Effekt).

In Kap. 4.7 ist eine anregende Grapefruit/Jasminmassage der Hände und Arme beschrieben, die zu liebevoll-zartem Handeln animieren soll!

Jasmin (Wasser/Feuer)

Poesie

Komm, mein Geliebter!
Laß uns niedersinken,
in unserer Lust,
unsrem Mondengeheimnis
ertrinken!

Ich komme, o Geliebte,
mein ganzes Bemühen
gilt dir:
In deinem Kelch will ich
erglühen!

(J. T.-T.)

Signatur/Seelischer Aspekt

Jasmin - allein dies Namenswort schmilzt auf der Zunge und erweckt romantisches Sehnen. Mondenschein, laue Sommernacht, dazu die üppigen Duftwolken eines Jasminstrauches - und dann zu zweit, jung verliebt: Wer wird da nicht schwach!

Sie sind schon etwas Besonderes, die Jasminblüten: weißlich-wächsern verströmen sie sich am intensivsten bei Nacht in ihrem umwerfend blumigen, schweren süßen Duft. Sie sind also in der Dunkelheit besonders geruchsaktiv. Yang-Energie (Feuer) breitet sich vor allem im Yin-Zeitraum (Wasser) aus, honigartige Süße verharrt nicht im Schweren (wie bei Tonka oder gar Patchouli), sondern verführt die Nase (und noch mehr) durch erwärmende, fast offensiv auffordernde Herznoten. Es wird einem regelrecht warm ums Herz, die Augen gehen auf, diese sinnliche Freude auch zu schauen, und ganz allmählich sinkt diese Erwärmung ins Becken hinab, wo sie Verkrampfungen lösen und Erschlaffungen tonisieren kann.

Da Jasmin Yin und Yang, den weiblichen und männlichen Part, so gut zu vereinen weiß, verwundert es nicht, daß seine Essenz auch Mißmut und Mangel an Vertrauen innerhalb einer Partnerschaft zu verwandeln versteht und auch schon manchem werdenden Elternpaar bei Unsicherheit und Ängsten während des Geburtsgeschehens gute Dienste geleistet hat.

Körperlicher Aspekt - Behandlung

Sollten Sie mit Ihrem/Ihrer Geliebten in einer Mondnacht eine sinnliche Liebesreise mit angemessenen Wohlgerüchen untermalen wollen, so darf Jasminduft einfach nicht fehlen. Der Phantasie sind damit natürlich keine Grenzen gesetzt, zumal diese Essenz die sinnliche Kreativität auch noch fördert.

Doch wie wäre es mit einer aphrodisierenden Komposition für eine zärtliche Massage als Auftakt Ihrer Wonnestunden?

- 3 Tr. Jasmin, 3 Tr. Rose, 8 Tr. Sandelholz, 3 Tr. Bergamotte auf 50 ml Pflanzenöl

oder:

- 6 Tr. Muskatellersalbei, 2 Tr. Ylang-Ylang und 2 Tr. Jasmin in das warme Wasser einer Duftlampe

(nach: Krahl/Riepe: Wonnestunden)

Streichelhaut kann sich entzünden, wenn erotisches Verlangen nach körperlicher Nähe nicht gestillt, sondern durch Beziehungsstreß oder geringem Mut zu sich selbst blockiert wird. Dann ist es an der Zeit, sich mit einem Jasminbad und anschließend einer Jasmincreme zu verwöhnen. Vielleicht sollte dem Liebesglück erst einmal ein Zärtlichsein zu sich selbst vorausgehen?

Angenehm anregend für geplagte Handarbeiter wirkt auch eine Jasmin/Grapefruit-Massage, wie sie in Kapitel 4.7 geschildert wird!

Römische Kamille - Blaue Kamille (Wasser/Wasser-Feuer) (Wasser/Wasser)

Poesie

Ich bin eine süße Fee.
Ich besänftige und glätte die Wogen.
Dolce Vita - das Leben ist süß und sacht;
meine Töne umschmeicheln die aufgebrachte Seele,
milde Wellen erweichen den mißmutigen Geist,
die üble Laune und den festgefahrenen Zorn.
Ich spüle Kampf und Krampf hinweg,
und übrig bleibt nur ein prickelndes Schäumen.
Doch willst du zu viel von mir,
so kehrt sich mein liebliches Wesen
in sein Gegenteil um:
dem lieblichen Schaume entsteigen

Unholde aus unbekannten Tiefen,
und martern Kopf und Bauch
mit krampfendem Schmerze -
also: nimm mich behutsam - so bin ich's zu dir auch.

(J. T.-T.)

Seelischer Aspekt

Kennen Sie sich ein wenig mit den Arzneimittelbildern der Homöopathie aus? Dann werden Sie sich durch obige Zeilen sogleich an die *Chamomilla*-Schilderung erinnern, die in den ausführlicheren Arzneimittellehren ganz Ähnliches benennt (Chamomilla bei reizbarem, unhöflichem, mürrischem Gemüt, hoher Schmerzempfindlichkeit, Ohnmacht vor Schmerz und Zorn, heftigen und unerträglichen Schmerzen mit Krämpfen beim Zahnen oder bei Knochenbrüchen = Feuer-Feuer-Phase).

Behandlung

Eine Gesichtskompresse mit Kamillenhydrolat (Kamillenwasser) in warmem Wasser getränkt, das noch einen Honig-Kamillen-Zusatz enthält, kann überreizte Nerven besänftigen, so daß man mit Schmerz und Ärger wieder leichter umgehen mag.

Als Badezusatz (Bademilch, Duschgel) eignet sich die römische Kamille besonders dann, wenn Sie hauptsächlich die Überreiztheit der Seele löschen wollen; zur Linderung eher körperlicher Beschwerden wirkt die blaue Kamille (seien es Hautentzündungen, Nervenentzündungen, krampfende Magen-Darm-Reizungen oder Gallekoliken - Feuer-Feuer-Prozesse -) vor allem durch den tiefblauen Azulen-Wirkstoff auf gründliche, insbesondere antiphlogistische Weise.

Da ist sie, die blaue Kamille, wirkungsverwandt mit dem blauen Öl der Schafgarbe. Beide können einen kolikgekrümmten Bauch zart entkrampfen, von welcher Genese die Schmerzen auch sind. (Vorsicht: Akute Koliken, ob Galle- oder Eileiter-, sollten von einem Fachtherapeuten behandelt werden, wenn die Schmerzanfälle anhaltender Natur sind!)

Aufgebrachten älteren Menschen sei die Duftlampenmischung aus römischer Kamille und Lavendel officin. angeraten, wütende (gerade zahnende?) Kinder beruhigen sich schon eher mit römischer Kamille, Melisse und Mandarine. Ein vor Mißmut und Anfechtungen schützendes Duftflair für jedes Alter stellt ein Parfum aus Ginster, römischer Kamille und Neroli dar (im Verhältnis 1:2:3 Tr. auf 5 ml Jojobaöl oder 10 ml 35% Alkohol).

Lärche (Erde/Luft)

Poesie

Ich bin Stamm und Ast und Nadel und Licht,
ich bin das Leichte im Schweren;
befreit und gelöst von Enge und Bedrückendem,
Dunklem und Kaltem
wachse ich licht und leicht
jedem Neubeginn entgegen.
Ich spiele mit Licht und Schatten,
und erstrahle voller Zuversicht
sonnenhell, bereit
für jede lichtarme Zeit.

(J. T.-T.)

Signatur

Die Lärchen sind höchst ungewöhnliche Bäume. Ergrünen sie doch wie Laubbäume im Frühjahr, jedoch mit zarten Nadelquirlen, die im Laufe des Jahres dem Baum in seinem gesamten Wuchsgeschehen etwas Beschwingtes, fast Tänzerisches geben, um dann im Herbst - wunderbar goldgelb sich färbend - vor allem in Lärchengruppen einem Gebirgsnadelwald eine malerische Patina zu verleihen. Spät im Herbst fallen die Nadeln vollständig ab, und die Baumgestalt zeigt einen leicht bizarren Wesensausdruck - man könnte gar das Gefühl bekommen, die Lärche grinse insgeheim und tänzele innerlich ihren Sommer weiter. Der Duft ist frisch, grün, erst leicht, dann allmählich in die Tiefe sinkend, vor allem in die Tiefen des Brustkorbs und der Brustwirbelsäule breitet und weitet er sich leicht aus.

Seelischer/Körperlicher Aspekt

Das Seelenthema des Lärchenöls ist Lichtes, Leichtes in Dunkles, Beschwertes zu bringen, und zwar besonders bei Luftnot, Atemdruck, Brustbeklemmung, Kurzatmigkeit vor/bei/nach ungelösten Konflikten, bei denen es darauf ankommt, sich frei zu äußern, die Offensiven des Gegenüber nicht persönlich zu nehmen, sondern sich ungehemmt und offen auseinandersetzen zu können. Dann fließt der Atem frei, die Sprache bleibt ruhig und gelassen, die Stimme/Stimmung drückt einen heiteren Lebensmut aus, hinter dem Substanz steht. Eng um die Brust wird es häufig dann, wenn man empfindet, daß man durch das Gegenüber nicht ausreichend Freiraum, Atemraum für sich bekommt, um sich selbst zu entfalten. Und es wird schwer und immer schwerer zu atmen, bis man nicht mehr weiß, wie rechtes Luftholen geht: Der Brustkorb wird eng, das Brustbein weniger flexibel, das bewußte Tiefatmen schmerzt bis in den Rücken hinein. Es wird vermieden und verlernt. Konflikte lassen sich dann entweder heftig-explosiv unter großer Mühe austragen - oder man meidet sie bzw. drängt sie nach *unten*, meist in scheinbar stabilere Bereiche wie Becken- und Lendengegend. Dort wird dann das Beschwerliche abgeladen.

Behandlung - Duftmischungen

Lärche, Douglasie, Myrte und Neroli können helfen, mit solchen Verfestigungen besser umzugehen, sie wieder aus der Tiefe in lichtere Höhen zu heben, nicht ohne gleichzeitig Schutz und Freiraum zu vermitteln. Eine Sternum-Massage (wie bei *Myrte* beschrieben) mit 3-4 Tropfen Lärchenöl (fettem Öl beigemengt) und auch ein in Kopfrichtung geführtes intensives Ausstreichen der Brustwirbelzonen (am Rücken oder am Fuß: s. Kap. 4.3) kann bei regelmäßiger Anwendung (täglich 5 Minuten über mehrere Wochen) sehr hilfreiche Impulse geben.

Lavendel (Wasser und Luft)

Poesie

Ich bin ein Hauch von Wiedergeboren-Sein.
Ich bin ein Duft eines zweiten Lebensfrühlings.
Wieder Aufleben - wieder Luftholen,
und ich gebe mich freudig dem Fluß meines Lebens hin.
Hinweggespült die Sorgen, bereinigt all' die Schwierigkeiten,
geklärt die Trübnis und der Nebel!
Die Lebensstrudel kommen zur Ruh',
was zu hoch gegriffen, und was zu schwer genommen,
ich gleiche es aus,
ich schenke die Harmonie violett-blauer Blüten,
ihren harfenähnlichen Wohlklang.

(J. T.-T.)

Signatur

Maggie Tisserand und Monika Jünemann haben ein nettes Büchlein über *Zauber und Kraft aus Lavendel* (Schangrila-Verlag) geschrieben, und daraus möchte ich eine Reiseschilderung zitieren: ,,Lavendel in der Provence muß man erleben: ,Ich bin im Sommer zu Fuß, die gesamte Habe in einem Rucksack verstaut, über die weiten Hochebenen der westlichen Provence gewandert, den brüchig steinigen Wegen kalkheller Wildwechsel gefolgt, Meter für Meter, Tag für Tag, bis an den Horizont reichendes Purpur zu meinen Füßen, den Kosmos berührendes Himmelsblau über mir. Fleißiges Bienengesumme vom Sonnenauf- bis zum Sonnenuntergang im Ohr, Schritt für Schritt an seeigelgleichen Lavendelzwergen vorbei - den Duft des Lavendels in der Nase und von Ruhe, Frieden und Zuversicht beseelt. Das alles, diese Erinnerungen, stehen eingefangen in einer Flasche Lavendelöl vor mir.'''
(Tisserand/Jünemann: Zauber und Kraft aus Lavendel)

Seelischer Aspekt

Bei Lavendelduft wird recht deutlich, wie wenig sich über Geschmack streiten läßt: Die einen träufeln ihn in jedes Erfrischungstüchlein und atmen wohlig auf, den anderen wird ganz blümerant zumute, und sie wenden sich, von allerlei seltsamen Erinnerungen an Parfumnoten älterer Damen bedrängt, diskret ab. Dabei kommt er in seinem unverkennbaren Duft jenem romantisch-sehnsüchtigen Motiv der *blauen Blume* des Dichters Novalis recht nahe, die das Streben unserer menschlichen Seele nach Erfüllung und Reinheit symbolisiert: ,,Er fand sich auf einem weiten Rasen am Rand einer Quelle, die in die Luft hinaus quoll und sich darin zu verzehren schien. ... Das Tageslicht, das ihn umgab, war heller und milder als gewöhnlich, der Himmel war schwarzblau und völlig rein. Was ihn aber mit Macht anzog, war eine hohe lichtblaue Blume, die zunächst an der Quelle stand und ihn mit ihren breiten, glänzenden Blättern berührte ... Er sah nichts als die blaue Blume und betrachtete sie mit unnennbarer Zärtlichkeit ...''

Häufig finden wir in den Aromabüchern als landläufige Wirkung des Lavendels - von dem es doch viele unterschiedlichen Sorten gibt: *beruhigend*. Ein höchst verschwommenes Wort, wo der Lavendel doch so das Klärende, Reinigende liebt (*lavare* = waschen, reinigen)! Stellen Sie sich vor, Sie stehen morgens in einem Häuschen am See noch etwas unausgeschlafen und traumgerädert auf, öffnen ein Fenster zum Wasser hin und atmen die hereinströmende Morgenbrise tief ein: Das beruhigt und weckt zugleich. Der neue Tag kann nun auch für Sie beginnen, und dies mit einem Gefühl harmonischen Elans. Sie haben etwas Besonderes eingeatmet, nämlich Freiheit, Gelöstheit von dem Gedanken, in des Tages Müh' eingebunden zu sein. Neue Ideen tauchen auf, der hitzige Streit von gestern wird schon zu glätten sein. Das entspricht der Lavendel-Harmonie, von der allenthalben die Rede ist.

Körperlicher Aspekt - Behandlung

Die etwas schwereren, wasserhaften Lavendelsorten sind die Heilmittel bei akuten *Feuer*-Symptomen. Dies ist wörtlich zu nehmen: Ein klassisches Verbrennungsöl, das in jede Hausapotheke gehört, ist eine Mischung aus 10 ml Johanniskrautöl und 3 ml Lavendelöl, wobei der officinelle Lavendel auch pur auf die Brandwunde gegeben werden kann (auf diese Weise wurde Anfang dieses Jahrhunderts dem Gerücht nach von einem französischen Chemiker bei einem Laborunfall der Grundstein zur modernen Aromatherapie mit Lavendels Hilfe gelegt). Heiße Schwellungen nach Insektenstichen sind ebenso eine *löschende* Anwendung des Lavendels wert wie auch ein dicker Hals bei Mandelentzündung (Wickel). Auch Fieber und Ansteckungsgefahr, die mit verschiedenen Infektionen einhergehen, können gelindert werden (Wickel; Duftlampe; Waschungen).

Hilfreich bei Bronchitiden - und sehr kindergeeignet - ist der kampferartige Speiklavendel zur sanften Inhalation (zusammen mit blauer Kamille und anstatt Eukalyptus oder Kampfer).

Alternde, sehr trockene Haut empfindet ein Balsamieren mit Lavendel und Rose wie einen Jungbrunnen ...

Myrte (Luft/Wasser)

Poesie

Verweile bei mir,
und du wirst wahrnehmen,
wie zart und zerbrechlich ich bin.

Verweile bei mir,
und spüre meine reine, unschuldige Lust
nach freiem Atem,
nach der Freiheit,
mein junges Ich zu atmen, zu erleben.

Ich lebe, ich atme!
Laß es mich, nimm es mir nicht!

(J. T.-T.)

Seelischer Aspekt

Die unschuldige Lust nach freiem Atem. Denken Kinder darüber nach, wie sie atmen können, was das heißt, frei, unbeschwert und uneingeschränkt atmen zu können? Natürlich nicht, sie nehmen sich selbstverständlich ihre Luft und ihre Freiheit, das ist ihr ureigenes Recht seit ihrem ersten Atemzug. Mehr, es ist ihr erster und immer intensiver gelebter Lebensimpuls: Ich muß atmen können, um mich frei zu entfalten. Und so wird sich das junge Leben immer und immer wieder vor allem darum drehen: Sich Freiraum zur Selbstentfaltung zu verschaffen als innigster Impuls. Doch das junge Ich, das sich allmählich in den ersten drei Lebensjahren seiner selbst bewußt wird, lebt in einer Welt, in der es untergeht, wenn es sich selbst nicht zu schützen lernt bzw. kein ausreichendes *Schutzschild* um seinen freien (Atem-)Raum erhält. Doch davon weiß es nichts, es ist voll kindlich unschuldigen, ungetrübten Lebenstriebes. Dieser Trieb ist ohne Arg, voll reiner Anmut und Lebensfreude.

Signatur

Die zart-weißen Myrtenblüten strahlen eben diese arglose Lebensfreude in ihrer fröhlich sich versprühenden Form aus. Ihren Namen könnte man mit *üppig gedeihender Balsam* übersetzen, und tatsächlich verströmen Blüten und Strauchblätter einen intensiven Duft, der im mediterranen Macchia-Gestrüpp unter sengender Sonne wie kräftige aromatische Wolken aufsteigt. Die Myrte gestaltet dieses auf Urgestein wachsende Dickicht zusammen mit anderen Sträuchern und auch Kletterpflanzen mit Hilfe ihrer ledrig-harten immergrünen Blätter, die jene zarten Blüten in sich bergen. Und so erleben wir auch den Duft: den ersten Anhauch recht kräftig und fast etwas derb; beim schnuppernden Verweilen entfaltet sich aber auch eine lieblich-leichte, ganz feine Note.

Körperlicher Aspekt

Jenen oben erwähnten *Schutzschild* gegen Bedrohungen des jungen Menschen-Ichs stellt auf der körperlichen Ebene das Sternum bzw. Brustbein dar, verbunden mit dem unten anliegenden Solarplex bzw. Sonnengeflecht. Wenn wir mit einer Geste der Hand eine Ich-Betonung ausdrücken wollen, zeigen wir in der Regel auf diesen Bereich. Hier hat wohl unser Ich irgendwo seinen Sitz und kann sich im Wissen um einen starken *Wall* voll Zuversicht und Anmut entwickeln. Doch wenn es sich schwach oder bedroht fühlt, zieht sich dieser *Schild*-Bereich in spürbarer Weise fester zusammen, was auf die Dauer zur Folge haben kann, daß der Atemraum, der Herzraum und auch der Stimmraum eng werden. Diese Enge (= Angina = Angst) zeigt sich dann auch im Erwachsenenalter in einer ängstlichen Hilflosigkeit und kindhaften Schutzbedürftigkeit, wenn Selbstbewußtsein nicht in geborgener Atmosphäre wachsen durfte, und sie kann sich zu verschiedenen asthmatischen Formen steigern (*Luft-Erde*-Problematik).

Behandlung - Duftkombinationen

Sich frei entfalten zu können mit dem Gefühl, bei Gefahr sanft und ohne Einengung gehalten zu werden, ist das Bedürfnis, dem die Myrte nachkommen kann (Luft/Wasser). Eine sacht kreisende Sternum-Massage mit Myrte und Neroli für Mädchen bzw. Frauen (vor allem für junge Frauen auf der Identitätssuche zum Frau-Sein hin) und mit Myrte und Eisenkraut oder auch Douglasie für junge Männer in vergleichbarer Lebensphase mag der ersehnte Balsam für das labile Ich sein!
(Grundlage: 10 ml Jojobaöl, dazu 5 Tr. Myrte und 3 Tr. Neroli bzw. 5 Tr. Myrte und 3 Tr. Eisenkraut oder Douglasie)

Neroli/Orangenblüte (Luft und Wasser)

Poesie

Ich schwebe. Ohne Angst vor dem Sinken.
Ich sinke, tauche ein in ein weiches Kissen
aus leichten, weißen Blüten.
Sie nehmen mich auf in wellengleicher Bewegung,
sachte, behutsam umhüllen sie mich.
Nun ist gut sein,
ohne Angst vor dem Gestern,
ohne Angst vor dem Morgen.

(J. T.-T.)

Signatur

Wie geht es Ihnen mit diesem Duft? Steigt er in Ihnen auf, bleibt er in der Schwebe, sinkt er abwärts? Wohin, in die Nase, werden Sie zuerst sagen, oder in die Lunge; sicherlich. Aber kennen Sie das Empfinden, daß Duftwellen bis in die Fingerspitzen oder bis ins eigene Becken schwingen können? Wo kommt der Neroliduft bei Ihnen an? Geht es Ihnen wie vielen, wenn beim ersten *Anhauch* sich Ihr ganzer Oberkörper ein wenig weiten und aufrichten will, ein erfrischender Strom zum Kopf aufsteigt, um dann ganz sachte in Richtung obere Brust/Herzhöhe herabzuschweben? Dufterleben ist individuell, also verfolgen Sie ruhig Ihre *Duftspur*, die das Aroma bei Ihnen hinterlassen hat. Auch dies hilft, die Botschaft des Duftes an Sie zu verstehen!

Seelischer/Körperlicher Aspekt

Manche Menschen erinnert der Duft der Orangenblüte an ein Eau de toilette, das in geheimem Mischverhältnis zusammen mit Bergamotte, Lavendel, Zitrone, Zimt und Rosmarin den Namen *4711* bzw. *Kölnisch Wasser* bekommen hat. Diese reinigenden Luft-, Wasser- und Feuerdüfte, meist mehr oder minder überdosiert auf irgendwelchen Erfrischungstüchlein präsentiert, bereiten solchermaßen häufig ein Unbehagen, das sich wohl am ehesten durch die Assoziationen erklären läßt, die gerade diese Tüchlein wecken - Beengtheit, Schwitzen, Kopfdrücken eines eingezwängten Reisenden in Bus, Bahn, Flugzeug. Der Nachbar ist sehr redselig und erwähnt immer wieder, er habe ja gar keine Angst beim Reisen - und dann zückt er plötzlich dieses Toilette-Tuch und benetzt seine feuchte Stirn ...

Düfte können erschlagen und damit langhin unangenehm *besetzt* sein. Dem einen zieht es den Hals zusammen, beim anderen legt sich ein drückendes Band um die Schläfen. Duft und Assoziation verstehen und notfalls wieder voneinander trennen zu lernen, ist eine wichtige Aufgabe in der Aromatherapie, um so echtes, unbeschwertes Dufterleben zu ermöglichen und damit den Selbstwahrnehmungshorizont zu erweitern.

Obige Assoziation soll aber auch an das eigentliche Thema des Neroliduftes heranführen, nämlich Befreiung von Lebensangst, Schutz bei Lebensprüfungen. Sich sehr häufig eingeengt zu fühlen in der eigenen Lebenslage, sie als ausweglos und hart zu empfinden kann, kann große Angst bereiten. Das Leben hält immer wieder Prüfungssituationen (Operationen, Schwangerschaft und Geburt, Trennungen, Orts- und Berufsveränderungen, etc.) bereit, die wir als bedrohlich empfinden können und die uns nach Schutz und Geborgenheit ausschauen lassen. Situationen, die unser Innerstes bewegen und erschüttern können, die unser Verstand nur mühsam begreift, hat in umfassendem Sinn unser *Herz* zu tragen. Neroli erleichtert das Herz von bedrückender Angst um sich selbst, indem es eine schützende Hülle um es herumlegt. Wer sich in der sogenannten *Bach-Blüten-Therapie* auskennt, wird sich an deren *Notfalltropfen* (Rescue Remedy) erinnert fühlen, die gerade im psychischen Bereich entkrampfend und mutmachend wirken sollen. Der verkrampften, geängstigten Seele (Wasser-Erde-Zustand) Halt zu geben mit Hilfe einer bergenden Hülle aufmunternden Wohlgeruchs: Das ist die psychische Wirkung von Neroli. Somatisch zeigt sie sich durch einen krampflösenden Effekt bei Anspannungen, die an Herz und Verstand zerren, in scheinbar ausweglosen Nöten, die Verzweiflung und schlaflose, zermürbende Nächte bringen. Wenn daraus sogenannte *nervöse* Herzbeschwerden, alkoholduselige Kopfschmerzen oder Leibweh aus Angst vor dem Unwägbaren entstehen wollen, so ist eine Anwendung von Neroli einen Versuch wert. Die Angst (unerlöste *Erde*-Phase) kann man zart, gelassen *wegspülen*.

Duftkombinationen

Neben der erwähnten klassischen Eau de Cologne-Komposition gibt es zu Neroli unzählige Mischpartner, die es entweder warm anfachen, wie Orange, Zimt, Jasmin, Tuberose, oder ihm den abrundenden Boden bieten. Da passen vor allem Honigessenz, Toluharz, Sandel- oder Zedernholz.

Behandlung

Mit den sogenannten Hydrolaten z. B. von Lavendel, Kamille, Melisse und eben Orangenblüte können wir wohlig erfrischende und gerade bei empfindlicher, gereizter Haut reinigende und besänftigende Waschungen und feuchtheiße Kompressen vornehmen. Meist kommen Gesicht oder Nacken in Frage (vgl. Kap. *Kamille*).

Eine Anwendung, die Wunder wirkt und traumhaften Schlaf bringt, ist eine Gesichtsmassage in Verbindung mit Bergamotte oder Lavendel kurz vor dem Zubettgehen (s. Kap. 4.5).

Pfefferminz (Feuer/Luft/Wasser)

Poesie

Ich bin die anfeuernde Kühle.
Ich bin das kühlende Feuer.
Ich bin ein Widerspruch,
und doch (gerade deshalb?) oft willkommen.
Ich heile um so umfassender,
je weniger man von mir gebraucht.
Und ich werde geradezu aufdringlich,
wenn man ein Geringes zuviel von mir will.
Ich bin mal eisiges Gefrieren,
mal Morgen-Frische, mal Genuß zum Probieren,
mal gegen Schmerz und Wut, mal übelmachende Glut.
Viele vermeinen mich zu kennen,
und wissen doch oft nur von den beschnittenen,
bruchstückhaften Imitaten meiner
alles durchdringenden Kräfte!
Es sind die Kräfte eines Feuers,
das den Kopf von galliger Last reinigt
und für einen kühlen Verstand sorgt.
Ich bin der blaue Anteil einer Feuerflamme!

(J. T.-T.)

Seelisch-körperlicher Aspekt

Kennen Sie das, einen *gallelastigen Kopf*, einen schweren, dumpfleeren Brummschädel am Morgen nach einem späten Mahl und nächtlicher Zecherei? Es ist einem eklig-grün zumute. Der dicke Kopf kommt manchmal auch nach einer anderen Art Schlucken: dem Herunterschlucken heftigen Zorns, galligen Ärgers, glühender Wut. Findet diese Wut, die sich irgendwo zwischen Bauch (Gefühl/Wasser) und Becken (Wille/Feuer) staut, kein Ventil nach außen, am besten Richtung auslösender Adresse, so verharrt und ballt sie sich in unserem

Innern. Der Kopf ist ein übliches Auffang-Becken fehlgeleiteter Emotionen (Wasser) und Kränkungsschmerzen (Feuer), und deren Ballung tut im Kopfe weh, ihr andauerndes Hin und Her kann unerträglich werden. Man mag das dann medizinisch *chronische Migräneattacke* (migrans, lat. wandernd) nennen. Begleiterscheinungen dieses Zustands sind Übelkeit (kein Wunder, es ist einem ja zum Kotzen zumute), Abschottungstendenz, Zerschlagenheitsgefühle (berstender Kopf, stark verkrampfte Nacken-Schulter-Region, schmerzendes Kreuzbein).

Signatur

Was hat das alles mit der Pfefferminze zu tun? Sie ist geradlinig im Wuchs, feuchtigkeitsliebend, was den Standort betrifft, vegetativ orientiert in der Fortpflanzung und offensiv im Duft bei leichtester Berührung, auch schon bei sachtem Luftzug. Man könnte sie auch als recht selbstbewußt-zielstrebige Pflanze (Feuer) sehen, die dabei das wäßrige Element zu schätzen weiß, von sexuellem Umgang aber wenig hält. Tritt man ihr nahe, macht sie klar und deutlich auf sich aufmerksam: Gehst du behutsam mit mir um, so erfrische ich dich mit sympathischem Aroma; andernfalls aber gehe ich dir mächtig auf den Geist, auf daß dir bald heiß und bald kalt werde!

Behandlung

Tatsächlich verhelfen aromatherapeutische Anwendungen mit Mentha-piperita-Essenz Menschen in oben beschriebenem *Wasser-Feuer*-Konflikt erkennbar weiter. Der *Feuer*-Anteil der Pfefferminze vermittelt jedenfalls deutliche Hinweise, wie wieder aus der verkehrten Kopf-Becken-Problematik herauszukommen wäre. In ihrer raschen Wirksamkeit recht überzeugend ist eine verblüffend einfache Nackenmassage, die man bei derartigen Kopfschmerzen bald zu schätzen weiß. Auf die meist verspannte Nackenpartie wird ein Tropfen Minzöl aufgetragen, alsdann kommen amüsanterweise kaltes Wasser und des Behandlers Puste ins Spiel (weshalb diese Massage *Gletscherwind-Massage* heißt; Genaueres siehe Kap. *Prakt. Anwendungen*).

Die sattsam bekannten, allzu häufig verwendeten *Chinaöle* oder *japanischen Heilpflanzenöle* und dgl. besitzen ein für unsere Breiten meist zu hitziges Temperament; vor allem Kinderhaut und -nasen lieben diese Heilmittel gar nicht. Selbst die einheimische Pfefferminze sollte - gut dosiert - Kindern (über 3 Jahren) nur in Leckereien gegönnt werden, für Kleinkinder unter 3 Jahren kann sogar das Einatmen über die Duftlampe die Schleimhäute überreizen. Ganz unverträglich ist Poleiminzenöl; geradezu sachte hingegen wirkt die Krauseminze.

Bekannt ist meist, daß Minzeessenzen eine homöopathische Behandlung behindern oder gar gänzlich aufheben können (ähnlich wie Kamille, Schafgarbe, Thymian, Kampfer, Rosmarin und Eukalyptus). Daraus wird aber häufig verallgemeinernd gefolgert, alle ätherischen Öle seien unbedingt - sogar in der Duftlampe - zu meiden. Die Erfahrung in der Aromatherapie-Praxis hat solche Übervorsichtigkeit nicht bestätigen können. Gleich welche Anwendungsweise der Essenzen (die eben genannten ausgespart) auch gewählt worden ist: Gerade bei mittleren (D 12 - D 30) und hohen (D 100 und höher) homöopathischen Potenzierungen sind die Wirkungsebenen (unterschiedliche energetische Schwingungen) so verschieden, daß sie einander nicht stören.

Duftkombinationen

Minze versteht es, aufzufallen, ja sich aufzudrängen, wenn man sie nicht sehr mäßigt. Sieht man sich nicht vor, kann ein Tropfen zuviel eine ganze Duftkomposition *verminzen*. Also heißt es, mit kühlem Kopfe ans Werk zu gehen: Über der Duftlampe bekommt eine muffige Atmosphäre wieder Frische mit 1 Tr. Minze, 8 Tr. Lemongras und 2 Tr. Kiefer (nach Vorliebe) - dies entspricht Feuer/Wasser, Luft, Feuer.

In ein stark kreislaufanregendes Bad gibt man (Nichtschwangeren!): 1 Tr. Minze, 3-5 Tr. Rosmarin und 1-2 Tr. Ingwer (auf Milch) - Feuer/Wasser, Feuer, Feuer.

Ein wunderbar erfrischendes Getränk zaubern wir ganz einfach mit 1 El Minzehydrolat und 1 Tr. Minzöl auf 1/2 l Trinkjoghurt, dem wir noch 1-2 Tr. Orangenessenz zufügen können.

Rose (Wasser/Äther)

Poesie

Ich bin eine Rose.
Ich bin eine Königin.
Ich bin schön. Wunderschön.
Ich bin anmutige Schönheit,
wohlwissend,
daß nur wenige neben mir bestehen;
doch ich bin erlöst vom Wettstreit, vom Besser-Sein-Wollen.
Neid, Eifersucht, Ich-Sucht, jegliche Sucht an sich
ist mir fremd.
Ich bin einfach schön, werde darum geliebt,
und so gebe ich mich denn dem hin, der mich liebt,
und verströme mich in meiner kostbarsten Gabe,
meinem lieblich romantischen, nuancenreichen Duft.
Völlige Hingabe, Erfüllen süßen Verlangens, Sich-Ergeben
der zärtlichen Versuchung, überströmende Liebe, Sich-Sehnen,
das von tief innen kommt und keinen Widerstand mehr kennt,
und doch - all' solcher weibliche Ausdruck meiner Gottheiten,
Venus und Aphrodite, erinnert im Hintergrund daran, daß die Liebe
es weder an Schönheit noch an Ernsthaftigkeit mangeln lassen sollte,
will sie erfüllend und erlösend sein.
Ich liebe die Wahrhaftigkeit, möchte klären und befreien von dunklen Schleiern, möchte die Seele umschmeicheln, ihre Schatten erleuchten durch die wunderbare, aber auch unberechenbare, nie vorhersehbare Wirkung der Liebe.

(J. T.-T.)

Seelischer Aspekt

In diesem Sinne ist das Element der Rose das *Wasser* in seiner *ätherhaften* Form: Die geläuterte, erlöste Erscheinung der Kräfte des Elements Wasser. Strömend, umfließend, hingebungsvoll, hinreißend, klärend, verjüngend und doch frei von jugendlicher Leidenschaft. Sie will nicht nur die eine leidenschaftliche, womöglich eher Leiden schaffende Nacht - sie will Liebe, geprägt von Geduld, Wahrheit und Dauerhaftigkeit.

Duftkombinationen

Verständlich, daß sie allzu nüchternem Realitätssinn abgeneigt ist; derartige Duftcharaktere widersprechen ihr denn auch am ehesten. Solch heftig-luftig-gesund-vernünftige Düfte wie Minze und Eukalyptus oder so Feurig-Derbes wie Thymian oder Rosmarin, womöglich gar so Unerotisches wie Majoranessenz sollen sich mal lieber diejenigen um ihre Nase wehen lassen, die verschnupft sind oder einfach einen klaren Kopf und Mut zu sinnvollen Taten brauchen.

Sie hält es da eher mit den anderen, keineswegs überflüssigen, vielmehr hochedlen Vertreterinnen des weiblichen, fließenden Wasser-Elements: Ein warm-erdig-feuchter Hauch von Jasmin, etwas sacht-wasserhafte Mimose, ein Tröpfchen verführerische Tuberose oder betörendes Ylang-Ylang oder gar die himmlische Iris, aber auch ein Spritzer der vollfruchtigen Blutorange - solcherlei läßt die Herzen frustrierter Gemüter wieder in höheren Wellen pulsieren. Mit dem luftig-wasserhaften Duft von Neroli oder dem Aroma süßen Honigs vereint, macht sie gerne kleinen Kindernasen Freude, selbst im schwangeren Mutterbauch, der sich von rosigen Händen gerne einbalsamieren läßt. Sie erlöst sogar von der Wucht der Wehenwellen und läßt den Schmerz leichter ertragen und überwinden, genauso wie sie den Mensesschmerz lindert.

Am liebsten vermählt sie sich aber mit jenem fernöstlichen König, dem sanft-erdigen Duft des Sandelholzbaumes. Der Geist dieses warmen Holzes entspricht wohl der Seele eines königlichen Mannes, der - kaum berührend - sogleich dahinschmelzen läßt; seinem Stärke und Geborgenheit verheißenden, zärtlich drängenden Willen paßt Rose sich süß schnurrend an, ahnend, daß sie sich mit einem wunderbar passenden Gegenpart vereint. Beide sind ein Genuß! Da lassen wir vielleicht noch Rosenholz hinzukommen, aber eigentlich benötigen sie kaum eine Ergänzung - sie sind eine vollkommene, ätherhafte Verbindung der elementaren Eigenschaften von *Wasser* und *Erde*.

Die männlich-weibliche Polarität, vor allem im erdhaften Aspekt, wird in der Begegnung mit dem Zederndufl noch deutlicher; miteinander vermengt, vielleicht durch eine frische Grapefruitnote luftig-spielerisch erweitert, ergeben Rose und Zeder eine gute Ergänzung für all jene Menschen, die ihre Qualitäten in Brust (Herz) und Rücken (Wirbelsäule/Becken) spüren und stärken wollen: Liebe, Aufrichtigkeit und Weisheit aus sich selbst heraus.

Behandlung siehe z. B. Bauch-Becken-Massage im Anwendungsteil.

Sandelholz (Erde/Wasser/Äther/Feuer)

Poesie

Ich bin ein König der Liebe.
Ich führe dich ein
in mein Reich kostbarer Geheimnisse.
Süße Kräfte werden in dir emporsteigen,
lässest du dich leiten von geduldiger Sehnsucht.
Ich verwandle sie in zärtliche Zuversicht.
Lehne dich an mich -
und wir verschmelzen.
Meine geheimen Kostbarkeiten erahnst du im Dufte meines Holzes,
das viele Tempel im fernen Osten mitgestaltete.
Verstehst du zu lauschen,
so vernimmst du in meinem milden Holze
den Klang manchen Gebetes voll Sehnsucht oder Beschwörung,
und deine Lippen wollen göttliche Formeln, heilige Mantren sprechen.

(J. T.-T.)

Signatur/Seelischer Aspekt

Etwas erdig, angenehm holzig, mild und doch tiefgehend, von bleibendem Eindruck ist jener Duft, wenn er vom Kernholz des echten, weißen, ostindischen Sandelbaumes stammt. Er geht dezent in den Hintergrund, sorgt dort für gereinigte Atmosphäre, die sich dann lange erhält. Dieses Sandelholzflair hat etwas Weiches, Wohlwollend-Geduldiges. Eine Majestät, die uns sehr gnädig gestimmt ist und uns einmal an ganz Besonderem teilhaben lassen will. Ein *Erdvater*, der uns in seine Geheimnisse Einblick gewährt, weil er uns liebt, wie wir sind.

Duftkombinationen

Diese Fähigkeit von Toleranz und liebevollen Da-Seins übernimmt im luftigen Aspekt das Duftöl der Orangenblüte (Neroli) mit seinem zart-frischen, schützenden Flair. Insofern sind beide auch gern gesehene Begleiter während der Schwangerschaft und der Geburt (z. B. in der Duftlampe oder zur Massage.)

Sandelholz verbindet sich gerne mit edlen weiblichen Duftnoten aus Blüten und Früchten: von Rose und Jasmin über Rosengeranie und echter Melisse zu Neroli, Bergamotte oder auch Grapefruit. Es ist die Basis für göttliche Parfums und steht damit ganz in der Tradition ritueller Huldigungen an die Götter, bei denen man deren Gemüter durch wohlriechenden Holzfeuerrauch (Fumum = Rauch) milde zu stimmen versuchte. Düfte mit wasserhaftem oder luftigem Wesen verschmelzen besonders gut mit ihm, wenn auch sie etwas aus dem Reich des *Äthers* mitbringen, also einen Zugang zu spirituellem Begreifen vermitteln. Da eignet sich am allerbesten natürlich die unübertreffliche Iris, um einen wirklich feierlichen Anlaß zu *balsamieren*, garniert mit genannter Orangenblüte oder Rosenduft (z. B. für die Komposition eines hochwertigen Parfums, einer wunderbaren Hautcreme oder für eine einmalige Hochzeits-Beduftung.)

Behandlung

Sandelholz ist hervorragend geeignet, um die Basis des Körpers zu stärken, zu reinigen und so einen Organismus vom Grund her aufzubauen. Massieren Sie dieses Öl, in Mandelöl (1 ml/1 Tr.), direkt auf das Kreuzbein. Das tut sehr gut bei Lumbalgie und Entzündungen im Uro-Genitalbereich, und es richtet allgemein das Rückgrat von unten her auf. In der Fußreflex-Aroma-Massage ist es ein beliebtes Öl für die Fersen, über deren Reflexzonen ich ähnliche Effekte erreiche. Sehr empfehlenswert ist auch eine Bauch-Becken-Massage mit Rose und Sandelholz (s. Kapitel 4.4).

Thymian (Feuer/Feuer/etwas Erde)

Poesie

Ich bin der ‚Thymosoph'.
Ich habe den Hochmut überwunden
bin prall von weiser Stärke.
Ich setze mich durch
oder ordne mich unter
bleibe doch Ich
und stetig munter.
Ich fürchte nichts im Leben!
Der Sonne Odem nährt mich,
den ich brauch',
Mensch, laß dich nicht hängen,
pflege deinen Lebensmut auch!

(J. T.-T.)

Signatur

Winzig kleine Lippenblüten, wie scheinbar geduckt an den trockenen Boden, wie kriechend vor der sengenden Hitze, buschig-krautig zäh und ein schon von weither erkennbares derb-würziges, sich kräftig durchsetzendes Aroma verbreitend: Das fällt mir spontan zum Thymiangewächs ein. Der Thymian zeigt seine Kraft nicht gerade durch seine Gestalt, sondern durch Gestik und Geruch. Und er vermittelt damit die Fähigkeit, Feurigkeit *am Boden* halten zu können und *von Grund auf* zur Ausdauer und Anstrengung willens zu sein - und zwar ohne Verdruß. In solchem Charakterzug erinnert er mich an eine andere *Feuer-* (*Erde-*) Pflanze: Das wohlbekannte Brennesselkraut. Beide sind auch dem kämpferischen Gott Mars zugeordnet.

Seelischer/Körperlicher Aspekt - Behandlung

„Ich will es und nehme mir den Raum, es zu tun." - Was immer dann „es" ist, dies ist die Grunddevise, ein Lebensmotiv, das das ätherische Thymianöl unterstützt. Den Raum für das eigene Ich weiten und stärken können wir, wenn wir unser körperliches Ich-Feld öffnen und durchwärmen lassen; und das macht die namensgleiche Thymusdrüse unter unserem Brustbein. Wenn jemand unser Ich einengt, dann bekommen wir weniger Freiraum zum Atmen. Uns immer wieder mit unserem Lebensodem bzw. ursprünglichen Lebensmut (*thymos* = Lebensmut) - ohne Über- oder Hochmut - zu verbinden, diese Aufgabe zu lösen hilft gerade eine intensive Brustbein-Massage oder Brustwickel mit schon ganz wenig Thymianöl. Konkret löst Thymian dabei auch atemeinengende Verschleimung und Vereiterung im Hals-Rachenraum (belegte Tonsillen) und in den Bronchien (feucht-rasselnder Husten mit weißem bis gelbem Auswurf) und vernichtet wie ein Antibiotikum Infektionskeime (z. B. auch Tbc-Bazillen) und auch Verpilzungen. Man muß nur unbedingt beachten, daß Thymianöl nie pur auf die Schleimhäute kommen darf (Verätzungsgefahr) und Anwendungen nur bei *feuchten* Infektionsprozessen, nicht bei trocken-heißen Symptomen (trockener Husten, hochentzündete, wunde Mandeln) angesagt sind - dann sind keine unerwünschten Nebenwirkungen zu erwarten.

Zur Massage (nicht vor dem Schlafengehen!): Auf 10 ml Mandelöl 3-4 Tropfen Thymianöl (rotes ist noch hitziger als weißes); davon wiederum einige Tropfen in den Handflächen verreiben und sich - am besten liegend - die rechte Hand am unteren, die linke am oberen Ende des Brustbeins auflegen und allmählich in sanften Strichen abwechselnd von unten nach oben dies *heilige Ich-Feld* einbalsamieren. Wem der Thymian zu derb kommt, möge ihn mit Citrusduft verbinden. Diese aufweckende Massage kann man durch ein Umkreisen des Brustbeinmittelpunktes abrunden.

Zum Wickeln: Ein heißer Wickel mit Thymian- und Eukalyptusöl treibt das Wasser aus der Brust. Indikation also: *Luft-Wasser*-Symptome wie oben beschrieben werden durch die heiße Energie trockengelegt. Vorsicht: nicht bei hohem Fieber, nicht bei Kindern unter drei Jahren, nicht während der Schwangerschaft, *nicht nach* einem *Trockenlegen* der verschleimten Atemwege!

Vetiverwurzel (Erde/Erde/etwas Feuer)

Poesie

Ich bin:
ein erlöster Erdengeist.
Mutterboden. Verwurzelung.

Kraft aus der Tiefe.

Wald und Höhle.

Strenge und Disziplin.

Geborgenheit.

In sich ruhendes weibliches Bewußtsein.

Rohstoff zum Leben.

Ich wurzele in
ewigem Lebensgrund.

Ich war:
ein Dämon der Welt ohne Licht.

Verbrannte Erde. Holzasche.

Modernder Keller.

Vergänglichkeit und Tod.

Hörigkeit und Schwerfälligkeit.

Eingegrabensein.

Sich blockierende Weiblichkeit.

Kalte Materie.

Ich hatte die Angst
vor dem Ende aller Dinge
zu verlieren.

(J. T.-T.)

Signatur/Seelischer Aspekt

Am Vetiverduft scheiden sich die Geister. Die obigen gegensätzlichen Assoziationen stammen alle von meinen Kursteilnehmern oder Patienten, die beim ersten Schnuppern mit ihren Gesichtszügen schon ohne Worte verrieten, ob ihnen da ein *Thema* in die Nase stieg, an dem sie gerade arbeiteten, das sie akzeptierten oder völlig ablehnten oder mit dem sie im reinen waren, was sich dann in einer gewissen Indifferenz äußerte. Wer gerade seine Erdverbundenheit stärken möchte, nimmt Vetiver gerne an - vielleicht noch lieber zusammen mit einer erleichternden Ergänzung wie Orangenöl oder Mandarinenöl. Selten aber erlebe ich eine so vehemente Ablehnung wie bei dem Vetiverduft, wenn er gerade fehl am Platze ist.

Es ist ein Duft des Lebensherbstes, in dem die Früchte des Lebens längst ausgekostet sind und man sich anschickt, den Lebensabend allmählich vorzubereiten. Meine Kinder rümpfen selbstverständlich die Nase, wenn sie noch einen Resthauch dieses Duftes an meinen Händen wahrnehmen (der Duft ist sehr anhänglich und haftet trotz Wasser und Seife gut = Fixativ in Parfums!); es wird aber auch jedem kindlichen Gemüt so gehen, das mit dem Lebensende, der Vergänglichkeit alles Irdischen, aber auch solider Gründlichkeit nicht so viel gemein hat. Auf der anderen Seite empfinden Menschen mit *Erde*-Anteilen ein geringes Zuviel dieses Duftes schon als recht aufdringlich. Während sich Sandelholzduft vornehm zurückhält, klotzt diese Wurzel doch etwas - und das hat ein wenig zuviel Wildheit in sich. Die feurige Note im Hintergrund will die Yin-Seite, das weibliche Prinzip, betonen und hat dabei ganz direkt im Physischen das weibliche Becken im Sinn.

Körperlicher Aspekt - Behandlung

Ein geordneter hormoneller Zyklus hilft vielen Frauen, sich mit ihrem Körper im Einklang zu fühlen, da sie in ihrem eigenen Schoß einen beständigen Rhythmus bewahren, der durch ihr Becken ihre ganze Person durchtönt (personare = durchklingen, durchtönen). Die duftenden Töne der Vetiverwurzel können das unterstützen, und wenn ein Mann die weiblichen Anteile seiner Person im *Grunde* kennenlernen möchte, wird auch er diesen Duft schätzen. Er kann sich mit ganz ursprünglichen Regenerationskräften aufladen, fast so, als ob er sich in warmem Boden einhüllt und von Mutter Erde streicheln läßt.

Vetiver, vereint mit Citrusdüften, Neroli oder auch Rose und Sandel, eignet sich sehr gut für Massagen einer verspannten Beckenmuskulatur. Die vielen Bänder im Innenraum des Beckens lassen sich am besten durch die indirekte Massage via Fußreflexzonen erreichen, hier insbesondere auf den inneren Bereichen der Fersengegend.

Zeder (Erde/Erde/etwas Feuer)

Themen:

Identität: Würde, Ausstrahlung seriöser Autorität;
Disharmonie: Sturheit, Dogmatismus, Machtbesessenheit.

Poesie

Ich bin ein würdevoll duftender Baum;
würdevoll wie der heilige Raum einer Kathedrale.
Ich töne tief und ernsthaft
wie die großen Flöten mächtiger Orgeln,
und ein wenig verspielt; filigraner Klang weicher Zwischentöne
tut dem Respekt, den man mir gemeinhin zu zollen weiß,
keinerlei Abbruch.
Ich wäre geeignet zur Untermalung
Bachscher Kirchenmusik als auch Beethovens Symphonien,
gregorianischer Gesänge als auch sakraler Bambustöne.
Die schwere, bestimmende und klare Ordnung von Kirchenbankreihen
entspricht dem Charakter meines Holzes,
wie an meine weit ausladende Krone mit den sich verfeinernden
Ästen, Zweigen und Nadeln
die Höhe, Weite und großartige Schönheit
des ganzen Kirchenschiffes
erinnert.
Und auf dem Altar geben Leuchten des Lebens ein warmes Licht
wie der warme Farbton meiner Rinde.

(J. T.-T.)

Poesie/Signatur

Dem Baume gleich, dem Fürsten des Waldes,
Gewiß, ihm gleich ist der Mensch.
Seine Haare entsprechen den Blättern,

Der Außenrinde gleicht die Haut.
Es strömt das Blut aus seiner Haut.
Wie aus der Rinde des Baumes der Saft.
Aus dem Verwundeten fließt Blut.
Wie Saft aus einem Baum,
den man verletzte.
Dem Holze vergleichbar ist das Fleisch,
So wie dem Bast die starke Sehne.
Die Knochen sind das Innenholz,
Das Mark vergleicht dem Marke sich ...

(Upanishaden)

Signatur/Körperlicher Aspekt

Lassen Sie sich einen Hauch Zedernöl in die Nase steigen, und Sie spüren förmlich die Kraft eines majestätischen erdigen Stammholzes. Nehmen wir den obigen Vergleich des Innenholzes (aus dem das Zedernöl gewonnen wird) mit den menschlichen Knochen bzw. dem Stützskelett, so wird besonders beim Betrachten der hochaufragenden Zeder die Entsprechung mit unserer Wirbelsäule und auch mit den großen (Ober)Schenkelknochen sinnfällig. Die Standfestigkeit der Beine und die das Ganze stützende flexible Lotlinie entlang diesem unserem inneren Stamm (WS, v. a. Lendenwirbelsäule) sind Anwendungsziele der Behandlung mit Zedern-Essenz.

Die weit hinausragenden, sich verfeinernden Verästelungen der Zeder weisen wie bei Kieferngewächsen auf unsere Bronchien hin, denen die Zedernessenz in ihrer schleimlösenden Wirkung sehr wohltun kann. Reinigend und stützend wirkt sie ebenfalls auf unsere Hautdrüsen und auch auf das Bindegewebe.

Stützskelett, Bronchial- oder Bindegewebe - charakteristisch für das Zedernöl ist vor allem, daß es

a) auf Gewebe, sprich den erdhaft-festigenden Körperaspekt wirkt (und weniger auf Nerven ⟨Luft/Feuer⟩ oder Lymphe, Blut ⟨Wasser Luft⟩);

b) sich besonders wirksam in der Tiefe des Gewebes entfaltet (an die Wurzeln geht) und
c) beim ersten Riechen bereits schon meist deutlich spürbare körperliche Reaktionen erzeugt, so als ob es sich unmittelbar begreifbar machen wolle (von deutlichen Haltungsveränderungen wie einem Sich-Aufrichten oder Abwehrgesten bis zu Übelkeitsreflexen ⟨erdhafte und feuerhafte Reaktionen⟩).

Seelischer Aspekt

Autorität - das ist nun das Hauptthema, auf das man mit der Zedernessenz im psychischen Bereich eingehen kann. Wem die ursprüngliche (erdhafte) Mächtigkeit und das persönliche Ansehen abhanden zu kommen droht, wer also nicht mehr wie selbstverständlich eine aufrichtige Standfestigkeit ausstrahlt, der beugt sich - vor anderen, vor sich selbst. Im positiven Falle wird daraus Demut und geduldiges Lernen; will man das aber nicht, entsteht möglicherweise eine starre, sprich sture, unbeugsame Haltung. Geistig drückt sich das in realitätsfernen Dogmen aus, körperlich durch Gewebsverhärtungen, sei es im Stütz- oder Bindegewebe oder im Atmungsbereich und auf der Haut, also in den Bereichen des Austausches von Innen und Außen, der in einer solchen *Haltung* blockiert ist. Der innere Halt, der seelische Bezug zum eigenen Persönlichkeitskern ist verlorengegangen - und das ist von außen erkennbar. Einem Menschen in solcher Verfassung möchte man weder etwas zutrauen noch anvertrauen - die Seriosität fehlt eben. Im spirituellen Bereich kann gerade dieser durch und durch Seriosität ausstrahlende Duft des mächtigen Zedernbaumes Selbstvertrauen und Liebe zu den eigenen inneren Werten und Schätzen vermitteln - und Ehrfurcht vor einem Schöpfer, der in jeden Menschen einen Kern der Aufrichtigkeit, inneren Größe und der Fähigkeit zu einem weiten Horizont hineingelegt hat. Dieser himmlisch erdige Duft kann das innere Auge hierzu öffnen.

Behandlung

Es geht also darum, einem Menschen in dogmatisch-unflexibler, verhärteter Haltung so viel Halt anzubieten, daß er seine Starrheiten nicht mehr braucht, sich von seinem selbst auferlegten Korsett lösen kann und einen echten Eigenhalt findet.

Wenn ein Körperbereich vernachlässigt, seine Bedeutung verdrängt wird (bei der WS das Thema des eigenen Rückhalts), so macht er früher oder später auf sich aufmerksam, und zwar durch Schmerzen. „Schmerz ist ein Schrei des Gewebes nach durchflutender Energie" (nach Voll). Die ätherischen Öle sind hochenergetische Heilmittel. Sie sind sozusagen die verflüssigten Energieformen der Duftpflanzen, deren Kräfte wir zum Ordnen unseres individuellen Energieflusses nutzen dürfen. Gerade bei Stauungen durch Verhärtungen in der *Säule wirbelnder Energie* (WS) können Massagen (die segmental die verschiedenenen Gewebsschichten erreichen) mit Holzölen entlang der Rückenstrecker beidseits der Wirbelsäule eine große Hilfe sein. Während sich Rosenholzöl z. B. mehr für HWS und BWS eignet, Sandelholz eher für BWS und LWS, hat die Zedernessenz ihren besten Ort zwischen LWS und Kreuzbein. Sie hat den *tiefsten* Duft; sie geht hier auf die tiefsten Schmerzens-Schreie des unteren Stützgewebes grundlegend ein, wenn wir dieses mit warmen Händen großflächig, mit leicht reibenden kreisförmigen Bewegungen einbalsamieren.

Es hat sich in der Praxis gezeigt, daß bei tiefliegenden körperlich-seelischen Symptomen, wie sie oben beschrieben wurden, eine Fußreflexzonenmassage als auch eine Bindegewebsmassage mit schweren ätherischen Ölen, wie eben dem der Zeder, des Sandelholzes, des Vetivergrases, der Engelwurz und der Zirbelkiefer, eine auf den ganzen Menschen besonders wirksame Behandlungsweise darstellt. Balsamiert man diese Öle mit ebenfalls reibendem, kreisendem Fingergriff genau in die ihnen entsprechenden Reflexzonen des Kreuzbeins, der LWS und BWS, so durchdringen die ätherischen Öle - Passageenergien gleich - in sehr kurzer Zeit das Gewebe, kreisen in der Blutbahn und wirken hormonähnlich auf die Problem-Organe.

Vorsicht! Viele erdhaften Duftöle haben wie die Zeder auch feurige Anteile in ihrer Wirkungskraft. Bei den beschriebenen Massagen können sie angenehm das Becken durchwärmen (aphrodisierende Wirkung); Schwangere und auch Menschen, die zu epileptischen Anfällen neigen, sollten eine solche körperliche Behandlung unbedingt unterlassen. Manche Schwangere meidet von sich aus schon den geruchlichen Kontakt mit dem Zedernöl!

Duftkombinationen

Für Massageölmischungen, aber auch in der Duftlampe wird meist eine schwerere Basisduftnote zum Abrunden und Fixieren des Ganzen geschätzt. Die Zeder eignet sich dafür hervorragend und gibt vor allem blumigen Düften wie dem Rosen-, Geranien- oder Orangenblütenduft ein bodenverbindendes Element. Sehr interessant ist dabei auch die Mischung mit Fruchtölen wie Pampelmuse oder grüner Mandarine!

Zirbelkiefer (Arve) (Erde/Feuer/etwas Luft)

Poesie

Ich richte auf, ich deute klar,
gleich welcher Alp, welch Dunst da war.
Mein Wille ist, all' der Kälte zu widerstehn,
jedweden Nebel hinwegzuwehen.
Ich bin die Kraft, die mit Weile entsteht,
alle Irrungen dieser Zeit überlebt,
ich bleibe - ich nehme mir meinen Raum,
mutige Zuversicht - mein reeller Traum.
Das ist meine Essenz, das bin ich - der Arvenbaum.

(J. T.-T.)

Signatur

Sagen Sie einmal ganz langsam mehrmals das Wort „B-a-u-m".
Baum. Bäume. Wald. Grün. Grüne Lunge. Atmen können.
Stamm. Rinde. Harz. Moos. Grüne Zweige. Aromatische Nadeln.
Kinder halten die Baumnadeln gerne über Kerzenflammen, es funkelt und duftet dann so gut.

Wenn Sie Zirbelkieferduft einatmen, dann wird Ihr Atemraum weit und frei. Ihre Lunge mit all ihren Verästelungen, Ihren eigenen *eingestülpten* Baum, durchströmt die Zirbelkiefer mit einem klaren, etwas harzig-herben Odem bis in den tiefsten Schattenwinkel. Da wallen Nebel, Staub und Rauch auf. Diesem eindeutigen, klaren, ausgerichteten Duftimpuls entgeht nichts, was den freien Atem behindern will, was bedrückt, einengt, die Atmosphäre in irgendeiner Hinsicht verunreinigt und einen Blick auf Freiräume trübt. Schließlich ist sie in den Gletscherhöhen der Alpen gewachsen. Wer hier in eisiger Höhenluft lebt, braucht das Feuer eines Lebenswillens, der frei ist von Kleinmut, Angst, Ungeduld und Kurzsichtigkeit. Der braucht ein vitales, starkes Rückgrat, sollte gut verwurzelt sein und Ausdauer zeigen können.

Psychischer Aspekt

Die Zirbelkiefer hilft Menschen, die sich Abhängigkeiten hingeben, um lästigem Alltagsdruck entfliehen zu können, dabei aber nicht bemerken, daß sie Lebensenergie von außen her aufsaugen, während sie innen versiegt. Man kann seinen Lebensmotor mit allerlei Gift verunreinigen; da sind Nikotin, Koffein, Alkohol, Aufputsch- und Beruhigungsdrogen, zuckerreiche Nahrung, etc., also Suchtmittel, die eine schnelle Befriedigung, schnellen Energieersatz ermöglichen. Sie sind sozusagen ein äußerer Kraftdunst, von luftig-flüchtiger Beschaffenheit, die aber immerhin die Suche nach inneren Kraftquellen überflüssig werden läßt. Hinzu gesellt sich oft die Unfähigkeit, Visionen in ernsthafte Taten umzusetzen; luftige Hirngespinste, Leichtsinnigkeit, gepaart mit mutlosen, enttäuschten Tränenseen, lassen jeden klaren, ernstgemeinten Einsatz nebelhaft verschwimmen.

Die erdhafte Aufrichtekraft der Zirbelkiefer und ihr selbstbewußtes Reinigungsfeuer können durch tiefes Einatmen eine körperliche wie seelische Einengung, Halt- und Maßlosigkeit klären und ins rechte Lot bringen helfen. Gezieltes Inhalieren wird auch kurzatmigen und asthmatischen Menschen hilfreich sein. So wie ein verräucherter Raum durch ihr Holz ein wohltuendes Klima erhält, so mag ihr Aroma auch für ein zu klärendes zwischenmenschliches Klima das günstige Medium sein.

Duftkombinationen - Behandlung

Wollen Sie eher feurig angeregt werden, ist das heiß-erdige Thymiankraut eine gute Ergänzung (z. B. in der Duftlampe); den stark erdhaften Anteil potenziert ein Wurzelduft wie Engelwurz; beim Klären von *Nebeln* hilft Citrusduft (Zitrone, Limette) oder auch die lichte Myrte. Letztere Kombination ist für eine Brustsalbe empfehlenswert, die unbedingt auch an der oberen Wirbelsäule einzumassieren ist, um hier Halt und Befreiung zu geben.

Im Duschgel mit Ingwer, Rosmarin und Zitrone verbreitet die Zirbelkiefer einen duften Morgen-Elan, und auch vereint mit Geschwistern wie Latsche und Pinie kommt eine heftige Brise mit der Botschaft auf: ,,Wache auf, richte dich auf, schau auf den neuen Tag, atme gut durch, dann wird dir klar, was er verlangt.''

Zypresse (Erde/Feuer)

Poesie

Ich bin ein Wächter.
Ich richte mich auf
wie eine dunkle Flamme
aus wellig-weichen Hügeln empor,
und achte und bewahre
in dem sachten Gewoge
die deutliche Form.
Ich bin Hüter der Struktur,
klare Grenzen ziehend.
Ich lasse dich erst die Grenze überschreiten,
wenn du meine Stärke innehast.
Ich stehe vor Gräbern
und schütze vor Schande
und spende feierlichen Trost.
Denn der Tod ist mir ein heiliger Bruder,
dessen Botschaft ich gerne weitergebe:
richte deinen Willen auf das Wesentliche,
erfülle die Aufgaben deines Lebens,
und dann laß dich verwandeln!

(J. T.-T.)

Signatur

Streng, ernst, dunkelgrün ist ihr Duft. Sie will nicht nur die Lunge durchströmen, sie geht gleich hinab in die Tiefe des Organismus; fast fühlt man sich bemüßigt, die Hacken zusammenzuschlagen, die Brust herauszustrecken, den Rücken durchzudrücken und den Kopf hochzunehmen. Doch zum Soldaten möchte sie uns nicht machen, sondern eher bestärken, uns für Wesentliches einzusetzen, unseren inneren Kern zu entdecken und zur Geltung zu bringen.

Die wunderbaren lieblichen Hügel der Toscana erhalten ihren besonderen Reiz erst durch ihre kontrapunktierende Strukturgebung, die weiblichen Landschaftswellen ihre Ganzheit durch die männlich-aufrechten, dunkel lodernden Baum-Pfeiler der Zypressen. Der Maler Vincent van Gogh hat dies auf einem seiner Bilder unübertrefflich dargestellt.

Seelischer-körperlicher Aspekt - Behandlung

Die Zypresse bewahrt vor körperlichem Zerfließen (Ölbäder gegen übermäßigen Schweiß, gegen Hämorrhoidenblutungen und Harninkontinenz), Gefühlsaufgelöstheit (Duftlampe bei Tränengüssen) und auch vor mentaler Verwirrung (Konzentrationsinhalat Zypresse/Zitrone) und moralischem Abgleiten (Massage des Brustbeins/Herzchakras mit Zypresse, Arve und Douglasie). Sie gibt Kampfesmut zum Verteidigen positiver Werte wie Aufrichtigkeit, Engagement, Zivilcourage und erwärmt für die Belange unserer Umwelt; dabei unterstützen sie besonders Thymian, Rosmarin, Wacholder, Verbena und als etwas lieblichere Ergänzung die Myrte.

Zypressenduft ist wohl nichts für die luftigen Einsteiger in die Aromatherapie, und ebensowenig wird er Kindern gefallen. Nun, alles hat eben seine Grenzen, und der Augenblick ist reif zu seiner Zeit ...

4. Individuelle Aromatherapie

4.1 Skizzen

4.1.1 Elemente und Anatomie (Körpergestalt)

Luft
Atemwegs-Hohlräume
Nerven (-Impulse, Schmerzen); Zahnnerven
Haare; Haut(-grenzen)
Sinnesorgane: Auge, Ohr(muschel)
Großhirnrinde
Gelenke (-Spalten)
Kehlkopf
Blutgase

Wasser		**Feuer**
Blutflüssigkeit	Stammhirn	Verdauungsdrüsen
Lymphflüssigkeit	(Limbisches System)	Schilddrüse
Innenhaut-Schleim	|	Nebenniere (Adrenalin)
Niere/Blase	Herz — **Äther** — Herz	männl. Genitalien
Sinnesorgane	|	Immunsystem, Milz
(Geruch/Geschmack	|	Leber/Galle
Ohr/Gleichgewicht)		Wärmeregulation
Parasympathikus		Sympathikus
glatte Muskulatur	Becken	motorische Muskulatur

Erde
Skelett
(v. a. Femur, Humerus, Darmbein, Kreuzbein, Lendenwirbel,
Fußwurzelknochen, Schädel)
Ileum, Colon
Uterus, Placenta, weibl. Genitalien
Sinnesorgan: Tastsinn/Haut

4.1.2 Elemente und Physiologie (Körperaufgaben)

Luft
Erregungen leiten
Signale übermitteln
Gase austauschen, belüften
Sinnesreize differenzieren
Bewegung anregen

frei
atmen

Wasser				**Feuer**
biochem. Lösungen produz.	*er-*		*ver-*	Energie wandeln
Fließgleichgew. erhalten				Energie teilen
Überflüssiges ausleiten	*lö-*	**Äther**	*wan-*	Gefahr abwehren
Innenhäute feuchthalten				Bewegung üben
Organräume füllen	*sen*	*auf-*	*deln*	(Actio/Reactio)
Rhythmengleichgew. halten		*richten*		Impulse geben

Erde

Energie speichern
Halt geben
regenerieren
nähren
Stoffwechselprodukte entsorgen
fortpflanzen

Dies ist eine Auswahl aus den unzähligen Lebensaufgaben unseres menschlichen Organismus. Die Elementenzuordnungen sind teilweise fließend; der Elementenkreis ist eben nichts Statisches, sondern wie ein Rad in wirbelnder Dynamik …

4.1.3 Elemente und psychische Dynamik (Seelische Aufgaben)

Wasser/Luft (sich) berauschen erfühlen/ersehnen lachen	**Luft** begeistern beginnen erschaffen kommunizieren verändern	**Luft/Feuer** anheizen belustigen motivieren
Wasser im Fluß halten Tiefgrund suchen erfrischen reinigen sich hingeben	befreien | lieben — **Äther** — läutern | ehrfürchtig reifen	**Feuer** handeln bewegen verwandeln angreifen erwärmen
Wasser/Erde gebären nähren lösen/weinen kreieren	**Erde** verwurzeln stützen nähren ausdauern bewahren	**Erde/Feuer** umstrukturieren Konstante Wärme halten

Gerade in der psychischen Dynamik sieht man, wie alles mit allem verbunden sein sollte, um als Mensch zu er-wachsen.

4.1.4 Elemente und Disharmonien (Wege zum Kranksein)

Wasser/Luft rauschsüchtig sein	**Luft** oberflächlich sein flüchten ratiosüchtig sein	**Luft/Feuer** geistig destruktiv sein
Wasser zerfließen sich auflösen spannungslos sein	herrschen | kriechen — **Äther** — hassen | zwingen	**Feuer** rasen wüten zerstören
Wasser/Erde aufweichen	**Erde** erstarren durchängstigt sein gehören	**Erde/Feuer** in Hochspannung verharren

Solche beispielhaft genannten Verhaltensweisen, die wir auch disharmonische, unerlöste Reaktionsmuster nennen können, machen psychosomatisch krank, wenn sie sich chronifiziert haben (also über den Einzelfall deutlich hinausgehen!). (Vgl. nun Bezüge zu oberen Skizzen: offenbaren sich seelisch-körperliche Zusammenhänge?). Stetige Wechselwirkungen zwischen Körper und Seele spiegeln die Dynamik des Organismus wieder; das heißt, oft läßt sich nicht eruieren, in welchem Bereich die Problematik sich zuerst äußerte - was aber in der ganzheitlich orientierten Heilkunde eine sekundäre Fragestellung ist: Es geht um den ganzen Menschen in seinen Konflikten und nicht so sehr um das Kurieren seiner Symptome. Genau hier ist der Ansatz für die Psycho-Aromatherapie, und die ätherischen Öle eignen sich bestens zum Begleiten von Konfliktlösungen, nicht nur zur Symptombehandlung. Mit Hilfe des Elementenkreises wird eine adäquate Therapie sehr erleichtert. Üben Sie sich ein! In Kap. 3.1 sind als Beispiel einige Duftöle in den Elementen-Kreis eingeordnet.

4.1.5 Elemente und psychosomatische Symptome

Wasser/Luft
Verschleimung
der Atemwege

Luft
Hyperventilation
Nervosität/hohe Schmerzsensibilität
Hautjucken
Halluzinationen
Tinnitus

Luft/Feuer
Schlaflosigkeit
Entzündung der
Atemwege/Haut/
Sprachorgane

Wasser
Ödeme
Verschleimungen
Tränensäcke
Harnruhr
Diarrhö
Nachtschweiß

Wahnsinn
Psychose — **Äther**
Selbst-
zerstörung
Krebs
Neurose

Feuer
Übererregbarkeit
Aggressivität
Autoimmunkrankh.
Hypermotorik
metabolisches
Ungleichgewicht:
Ausmergelung
Ekzeme

Wasser/Erde
Gewebserschlaffung
(niedriger Tonus)
Aufgeschwemmtheit
des Bindegewebes

Erde
Inflexibilität
Arthrose; Gicht
Kopfschmerz (lumbal)
Obstipation
Amenorrhö
Taubheit
(Haut/Sinnesorgane)

Erde/Feuer
Hypertonus der
Muskulatur
harter Nacken
Ischias

Und die Gegensatzpaare:

Erde und Luft	Wasser und Feuer
Migräne Bandscheiben-, Gelenkschmerzen Asthma	deutlicher Mangel an Vitalität/Immunkraft

---

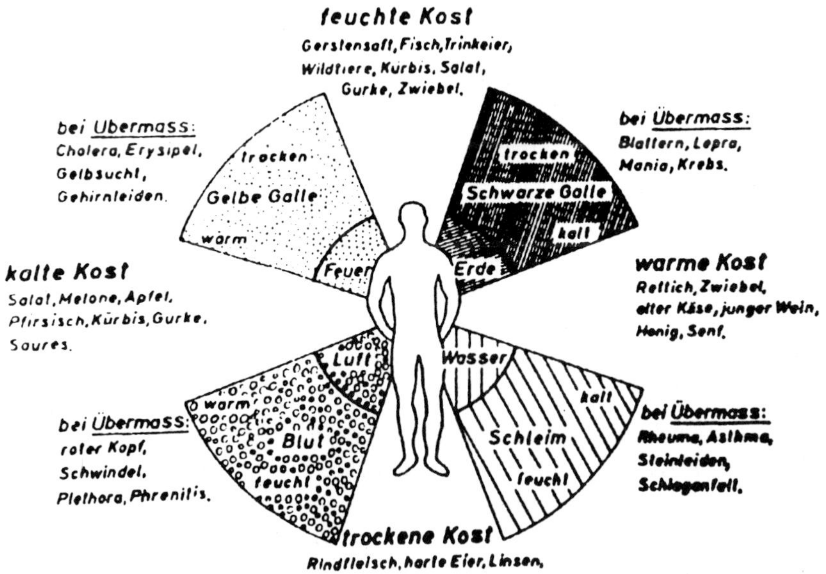

Antike Diätvorschriften, Erkrankungen, Säfte und Qualitäten. Versuch ihrer Zuordnung im System von Galen.

(aus K. Rothschuh: Konzepte der Medizin)

4.2 Einverleibung ohne Einnahme (Erde/Äther-Thema)

Welches Paradox! Wenn ich mir etwas einverleiben will, muß ich es doch einnehmen - sagt mir zumindest meine simple Eß-Erfahrung. Die meisten Medikamente muß man doch auch entweder oral oder gelegentlich anal einnehmen - sonst können sie doch gar nicht im Körper wirken! Was aber wirkt auf unseren Körper, dem da eine duftende Medizin aus ätherischem Öl gegeben wird? Stark erdbezogene Menschen (die Realisten) unter den Lesern werden beim folgenden nun etwas über ihren Schatten springen müssen, um es zulassen zu können ... Denn der Äther-Element-Aspekt von Duft-Heilmitteln, um den es hier geht, ist eigentlich mit unserer gewohnten Sinneswahrnehmung nicht faßbar und damit auch, wenn in Worte gekleidet, der Gefahr von Mißverständnissen ausgesetzt.

Ein ätherisches Öl ist der sich verstrahlende Leib der Duftpflanze, also die schwingende Essenz aus Pflanzenkörper und -seele. Diese Schwingungen besitzen eine ganz besondere Höhe und Intensität; offenbar sind sie - wie viele Erfahrungen gezeigt haben - meist deutlich höher als die Frequenztoleranz unserer Körperzellen, vor allem der unserer Schleimhäute (unserer inneren Schutzschicht). Wir nehmen sie mit unserem Organismus in ihrer Wirkung meist erst dann wahr, wenn ihre Quantität stark erhöht ist oder sie - ähnlich der Strahlen anderer schwingender Mittel - schon Schäden verursacht haben. Das ist das Risiko der Überdosierung. Daß diese Strahlungskraft immens sein muß, zeigt z. B. die Fülle der psychosomatischen Feinstreaktionen allein auf einen minimalen Geruchsreiz hin - viele Sekundenbruchteile bevor er in unser Bewußtsein gedrungen ist (psychische, hormonelle, nervale Stimulation), ähnlich dem einfachen Auftragen des puren ätherischen Öls. Einige Tropfen puren ätherischen Öls auf der Bauchhaut einer Schwangeren beeinflussen sogar das Befinden des Fötus, u. a. auch dahingehend, daß das geborene Kind sich in gewisser Weise an diesen Duft erinnern kann und ihn anderen bevorzugen soll (Benoist Schaal: Wissenschaftliche Untersuchungen, Paris 1992).

Daß die meisten ätherischen Öle bei direkter bzw. purer Einnahme riskant, weil leicht überdosierbar sind, können wir geschmacklich erahnen: sie schmecken in ihrer puren Form, wie viele unverträgliche oder giftige Substanzen, stark bitter bis scharf. Nachweisbar ist mittlerweile auch, daß ätherische Öle intensive *Passagestoffe* sind, die Hautgrenzen mit relativ rascher Geschwindigkeit durchdringen können. Eukalyptus- oder Thymianöl - vor

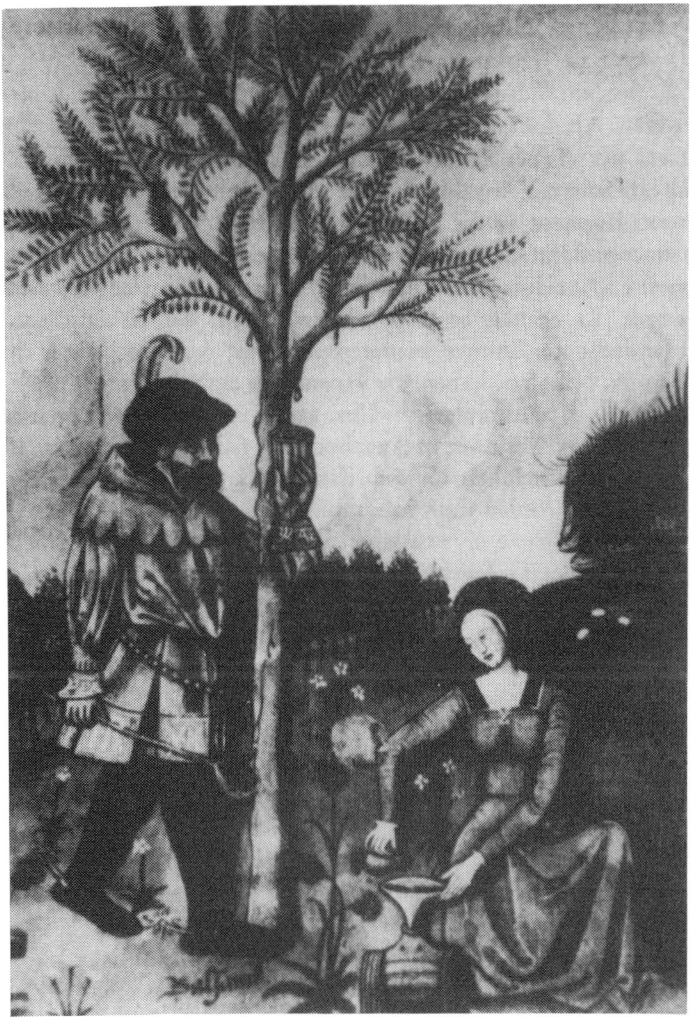

Gewinnung von Balsam
(aus: H. Schipperges, Garten der Gesundheit)

allem viele *Luft*- oder *Feuer*-Öle - sind nach ca. 15 Minuten resorbiert und in inneren Organen wirksam, jedoch über die Schleimhäute um ein Vielfaches schneller, da die höhere Feuchtigkeit oder Fetthaltigkeit beschleunigend wirkt. Damit wird die Dosierung bei der Einnahme schwer einschätzbar.

Spürbar besser als unser Zellkörper entspricht der Schwingungseigenart vieler Duftöle jedoch unser psychischer Organismus, der jenen umgibt und die Frequenz aller emotional wirksamen Düfte verarbeiten kann, und das eben schon in niedrigster Dosierung, wie z. B. in der Duftlampe ab einer ca. 0,1%igen, im Massageöl ab einer ca. 1%igen Lösung. Was psychisch verträglich ist, kann somatisch nicht schaden. Die psychosomatische Schranke ist unser limbisches System im Gehirn, das unmittelbar Geruchsreize in viscerale Reaktionen der Aufnahme oder der Abwehr auslöst und somit sowohl Seele als auch Körper schützt.

Zusammengefaßt heißt das:

Eine äußerliche Anwendung ätherischer Öle läßt sich individuell sicherer dosieren; eine *Einverleibung* geschieht über eine Passagewirkung der ätherischen Öle durch die Haut und auch über unseren *psychischen Leib* mit seiner den Ölen angepaßten Schwingungstoleranz.

4.2.1 Massage

Aroma-Massagen sind vor allem für *Erde*- und *Feuer*- Menschen, aber auch für andere berührungs- und wärmeliebende Temperamente die wohl angenehmste Einverleibung von ätherischen Ölen. Eine gute Massage geht allein schon wegen des einfühlsamen, liebevollen Berührungskontakts *unter die Haut*, und eben diese Intention bestärken die Duftanteile eines Massageöls. Dadurch, daß die Duftölauswahl nicht nach einem pauschalen Schema, sondern individuell praktiziert wird, können sich Empfänger und Geber gleichsam auf die momentanen Bedürfnisse abstimmen. Ein vorangegangenes kurzes Gespräch, Stimmung, Körper- und Gesichtsausdruck und die allgemeine Ausstrahlung des Massagepartners leiten auf dem Elementenkreis den Weg der temperamentbezogenen Vorauswahl der entsprechenden Öle; die Feinauswahl bestimmt letztlich dann immer der Empfänger in seiner spontanen Sympathie oder Antipathie dem Duft gegenüber. Sowohl für die Wahl des passenden Öls als auch für die der nun angemessenen Massageform gehört Übung, Intuition und ein Vertrauensverhältnis zwischen Nehmendem und Gebendem sowie zu der Kraft der Duftöle, die ihren Weg schon finden werden.

In den Kapiteln 4.3 bis 4.8 sind einige illustrierende Beispiele - es können natürlich nur Vorschläge sein -, die orientieren helfen und Lust auf weitergehende Übung machen sollen. Bei allen Orientierungshilfen darf ja keinesfalls die Freude am spielerischen Experimentieren verlorengehen, das nur dann riskant ist bzw. den empfangenden Menschen übergeht, wenn wir dessen spezifische Reaktionen nicht beachten. So gilt es unbedingt zu respektieren, gegebenenfalls die Aroma-Massage neu abzustimmen, zu verändern oder evtl. zu beenden, wenn Zeichen des Mißbehagens oder der Unverträglichkeit des Duftöls, seiner Dosierung bzw. Konzentration geäußert oder gezeigt werden, wenn sich also beispielsweise die massierte Person mehr und mehr anspannt, ihr Muskeltonus plötzlich erhöht ist, massierte Körperpartien sich abkühlen, die Gesichtshaut erbleicht, Atemfrequenz/Puls unangemessen heftig und anhaltend erhöht sind, plötzliches anhaltendes Schwitzen auftritt oder sich Übelkeit, Schwindelgefühle, latente Schmerzen akut zeigen.

All diese Reaktionen - auf die Öle wie auch auf einfühlsame Massagegriffe - sind selten und eher nach Einnahme der Öle möglich. Sie können Ausdruck innerer Themen sein, an die die Aroma-Massage gerade zu heftig gestoßen ist, und so wehrt sich der Organismus entsprechend. Man sollte mit der Massage innehalten und nach dem augenblicklichen Befinden genau fragen. Wenn sich der Massierende unsicher oder der Massierte unwohl fühlt, hilft meist ein beruhigendes Anlegen der massierenden Hände an die Fußsohlen des Empfängers. Daraufhin gilt es, in Ruhe dessen weitere Signale abzuwarten. Notfallhilfe ist höchst selten erforderlich.

Solches *Aufsteigen* der *inneren* Themen (Ängste, unverarbeitete Trauer, Enttäuschungen, etc.) können wir immer wieder gerade bei Massagen mit Aromaölen erleben, meist in recht undramatischer und gemäßigter Weise. Aroma-Massagen können so bisweilen den Anstoß zu einer weiterführenden psychotherapeutischen Begleitung geben, sie können aber auch Bestandteil fast jeder psychotherapeutisch orientierten Arbeit werden (hierzu lesen Sie bitte auch Kapitel 5).
(Literaturempfehlung: S. Fischer-Rizzi: Aroma-Massagen)

4.2.2 Duftlampe

Menschen, die Duftöle weniger durch die direkte Körperbehandlung (erdgemäß), sondern rein *atmosphärisch* auf sich wirken lassen wollen, werden sich erst einmal eine Duftlampe zulegen. Es gibt da mittlerweile die kunstvollsten Kreationen; zu beachten ist aber, daß das Wasser, in das die Duftöle hineingetropft werden, nicht zu schnell erhitzt wird, sonst verlieren die Öle in ihrer Wirkung an Qualität.

Was die Wirkung betrifft, gilt im wesentlichen das, was zur Massage bezüglich der psychischen Dimension gesagt wurde. Die Intensität ist jedoch eine feinere und die Wahrnehmung meist unbewußter (nach wenigen Minuten scheinen wir den Duft im Raum kaum mehr zu riechen, während es beim Massieren zu Wärme- oder gar Geschmacksreizempfindungen kommt). Wir sollten aber bedenken: Wenn nur ein einziges Duftmolekül seinen Reiz im Riechhirn ausgelöst hat, setzt es schon einiges an Reaktionen im Menschen in Gang. Ich habe immer wieder die Beobachtung gemacht, daß kurzes und intensives Riechen des verdampften Duftes meist wohltuender wirkt als eine mehrstündige Dauerbeduftung. Weniger ist mehr!

Der große Vorteil der Duftlampen-Anwendung: sie ist überall durchführbar. Einziges Problem: Die Nasen der anderen. Es kann zu ernsthaften Familienzwistigkeiten oder Kollegenrüffeln kommen, wenn man sich nicht mit der Umgebung abstimmt, und bei manchen Düften sollte man nicht unterschätzen, wie lange sie trotz Lüften noch im Raume hängen (v. a. schwerere blumige und harzige Düfte). Auf jeden Fall werden die Duftlampen die Kommunikation fördern (Element Luft!) und das Feingefühl stärken (Element Wasser!).

4.3 Fußreflex-Aroma-Massage (Erde/Luft)

Die Fußreflex-Aroma-Massage ist eine Behandlungsweise, die sowohl für Therapeuten wie für medizinische Laien interessant sein kann. Sie setzt sich zusammen aus Wesenszügen der Fuß-Reflexzonen-Therapie und der Aromatherapie und dient dem Therapeuten als Möglichkeit zur Reiz- und Konstitutionstherapie. Sie läßt sich ideal mit der Hand- und Rückenmassagen verbinden. Der Laie erreicht mit ihr wohlige Entspannung und Verbesserung des Allgemeinbefindens.

Die Leitidee der Fußreflex-Aroma-Massage entwickelte sich aus der Tatsache, daß sich die körperliche, seelische und geistige Grundverfassung eines Menschen in allen Teilen seines Körpers widerspiegelt und daß umgekehrt über verschiedene Körperteile mit bestimmten Heilmethoden ein gezielter therapeutischer Einfluß auf das Befinden möglich ist.

Die Arbeit an den Füßen bietet hier eine ganz besonders dankbare Gelegenheit, einen Menschen im ganzheitlichen Sinne wahrzunehmen und zu behandeln. So ist, wie Hanne Marquardt es ausdrückt, „in den Füßen das Abbild des Menschen" wiederzufinden. Die Füße geben die jeweils typische Körperkonstitution und Gewebsbeschaffenheit wieder, die organsystemische und vegetative Befindlichkeit, aber auch die emotionale Reaktionslage und Fähigkeit, auf Einflüsse von außen zu antworten.

Gerade auf die vegetative und emotionale Eigenart eines Menschen können wir sensibel mit Aromaessenzen einwirken. Werden Aromen auf die Haut aufgetragen, so befinden sie sich nach kurzer Zeit schon in tieferen Gewebsschichten und alsbald auch im Blutkreislauf des Organismus.

Bei der Fußreflex-Aroma-Massage macht man sich die Reiz-Reaktionsfähigkeit des gesamten Menschen auf die Behandlung bestimmter Fußzonen zunutze; der Heilreiz wird nun weniger durch spezielle Griffe (wie in der Fußreflexzonen-Therapie) gesetzt, sondern durch die aufgetragene Essenz ausgelöst. Via Gewebe und Blutkreislauf wird sie als Heilinformation weitergeleitet. Meist ergibt sich dabei eine begleitende Behandlung aus Aromatherapie und -pflege wie Inhalationen, Bäder, verwandte Massagen, Duftlampe, etc...

Ich möchte zur Veranschaulichung vier Vorgehensweisen der Fußreflex-Aroma-Massage mit entsprechenden Beispielen beschreiben:

a) die symptomorientierte Vorgehensweise: Das augenblickliche Befinden des Behandelten bestimmt die Massage;
b) die konstitutionsorientierte Vorgehensweise: Die allgemeine Grundverfassung und persönliche Beschaffenheit des Behandelten weist den Weg der Behandlung;
c) die vegetativorientierte Vorgehensweise: Die Beschaffenheit und Reaktionslage des Fußgewebes wird vorrangig berücksichtigt;
d) die kausal-reflektorisch-orientierte Vorgehensweise: Die aktuelle reflektorische Reaktionslage der Fußzonen leitet die Therapie.

In der Regel befaßt sich der Therapeut mit all diesen Gegebenheiten und geht entsprechend umfassend vor. Dem Laien ist meist nur **a)** als Möglichkeit dieser Massage zu vermitteln, evtl. auch **c)**, bei gründlicher Schulung seiner Wahrnehmungsfähigkeiten gegebenenfalls auch **b)**. Zu **d)** ist eine gute Kenntnis der Fuß-Reflexzonen Voraussetzung und die regelmäßige Patienten-Erfahrung.

a) Symptomorientiertes Vorgehen

Beispiel: akute Kopfschmerzen im Zusammenhang mit einer Erkältung.

Am Fuß werden die Kopfzone allgemein und auch die Bereiche der Atemwege sanft ausstreichend (Lungenzone dorsal und plantar) oder spiralig kreisend (Großzeh) mit einem Massageöl aus fettem Öl und Aromaessenz massiert. Es kommen dabei immer nur diejenigen Aromen in Betracht, die der Behandelte geruchlich (und selbstverständlich ohne allergische Reaktionen) akzeptiert. Zu denken sind an die typischen Kopf-Grippe-Öle wie Minze, Myrte, Basilikum u. a. Aber auch nach dem Mensch-Pflanze-Schema lassen sich passende Aromen finden - für den Kopf ein Blütenöl wie Neroli oder Lippenblütler wie Melisse, Ysop, Lavendel u. a., für die Bronchien Blatt- und Nadelbaumöle wie Eukalyptus, Kiefer o. ä.

Diese Massage dauert nicht länger als 5-10 Minuten pro Fuß und kann mehrmals täglich wiederholt werden - je nach aktuellem Befinden des Patienten. Entsprechende Inhalationen, Bäder und dgl. ergänzen sich mit solcher Massage auf wohltuende Weise.

b) Konstitutionsorientiertes Vorgehen

Beispiele:

- Patientin in angstvoll-gespannter Stimmungslage mit sporadischen Migräneanfällen und Atemnot; bei Streß heftige Druckempfindungen in Solarplex- und Magengegend, die ihr Angst machen. Vielem gegenüber fühlt sie sich sehr gehemmt. Sie befindet sich in einem Yin-Zustand, der Elementenlehre gemäß in einer Erde-Element-Verfassung. Es mangelt ihr an Gelassenheit, Leichtigkeit, Vitalität.

Ich ging mit Hilfe der Fußreflex-Aroma-Massage auf ihr Befinden ein, indem ich die gesamten Füße mit ausstreichenden Bewegungen massierte. Die den Symptombereichen Kopf/Solarplex/Magen entsprechenden Fußzonen wurden dabei tonisiert, und zwar anfangs mit dem Luft-Element zugeordneten Ölen wie Citrus oder citrusähnlichen Essenzen (Limette/Bergamotte/Lemongras), die ihr sofort sehr zusagten (täglich in Duftlampe). Sie wurden später von *feurigeren* Aromen wie z. B. Rosmarin abgelöst. Ihre Druck- und Spannungsempfindungen lösten sich deutlich, mit ihren Ängsten lernte sie (u. a. mit Hilfe von Gesprächen) besser umzugehen.

- Einer Patientin in ständig überarbeitet-überdrehtem Zustand mit beruflich belastenden Konzentrationsstörungen, Kopfschmerzen und Übelkeit vor Streß kam eine Massage mit erdenden Ölen wie Engelwurz, später mit Sandelholz statt Engelwurz, sehr gelegen. Sandelholz bekam eine wohltuende *Wasser*-Komponente durch eine beigefügte Rosengeranien-Essenz.

c) Vegetativorientierte Vorgehensweise

Beispiele:

- Die zu behandelnden Füße sind akut oder chronisch kalt-schweißig. Dies entspricht den Primärqualitäten des Elementes Wasser (kalt u. feucht). Beide Füße sind generell mit trocken-warmen Aromen wie Thymian oder Zimt einzubalsamieren (je nach Eigenart des Patienten deftige oder sanfte Wärme). Dies kann Abhilfe schaffen und damit sogar den ganzen Menschen vegetativ entlasten.

Weitere Indikationen:

- Warmer Schweiß: Salbei oder Zypresse;
- Heiß-rote Füße: Lavendel oder Zitrone;
- Sehr trockenes, ausgelaugtes Fußgewebe: Lavendel, Rose, Ylang-Ylang;
- Überempfindlichkeiten (starkes Kitzelgefühl, niedrige Schmerztoleranz): sedierende Aromen wie Zeder oder Sandel, evtl. auch Gewürznelkenöl;
- Taubheitsgefühle (v. a. großflächig): tonisierende Massage mit vitalisierenden Essenzen wie Minze, Wacholder oder Ingwer (cave: Schwangerschaft!).

Alle Aromaessenzen aber möglichst nur einzeln verwenden oder nach den Regeln der Aroma-Komposition (Basis/Herz/Kopf) individuell aufeinander abgestimmt mischen (vgl. S. Fischer-Rizzi: Poesie der Düfte).

d) Kausal-reflektorisch-orientierte Vorgehensweise

Nach den Regeln der Fußreflexzonentherapie arbeitet der Therapeut z. B. bei Migräneschmerzen am Fuß dort, wo ein Schmerz signalisiert, daß hier die Hintergründe bestehen. Diese müssen dabei gar nicht im Kopfzonenbereich liegen, sondern können von einem Wirbelsäulensegment oder von der Darmzone her kommen. Diese Regionen können auch mit einer Aromamassage behandelt werden, und zwar mit verschiedenen anregenden oder beruhigenden ausstreichenden Griffen oder gezielten kreisenden Bewegungen.

Man findet solche Kausalgebiete zum einen mit Hilfe der unbedingt zu beherrschenden Griffe der Fußreflexzonenarbeit; etwas undeutlicher läßt ein kräftig-dynamisches, in die Tiefe orientiertes Streichen mit Daumen und Mittelfinger entlang den Längszonen der Füße fündig werden. Auch dies setzt therapeutische Sensibilität und Erfahrung voraus. Eine genaue Kenntnis der Zonen ist ebenso erforderlich wie das Wissen um das spezifisch therapeutische Handeln und mögliche Reaktionen des Patienten darauf.

In diese Zonen massiert man nun jeweils tonisierende bzw. sedierende Essenzen ein:
(a - c berücksichtigen!); während einer solchen intensiven Arbeit können sich auch noch weitere im Kausalzusammenhang stehende Zonen bemerkbar machen (meist tieferliegende Problematiken), auf die man evtl. die Arbeit neu abstimmen muß.

Man darf nie mit ätherischen Ölen massieren ohne eine der Haut angepaßte Verdünnung (mit Fettöl); offene Wunden, eitrige Stellen oder nässende Pilz- oder Ekzemflächen bedürfen erst einer fachkundlichen Vorbehandlung. Ansonsten gelten vor allem für **d)** dieselben Gegenanzeigen und Grenzen für die Behandlung wie bei der Reflexzonenarbeit am Fuß (s. entsprechende Lektüre wie: Hanne Marquardt: Lehrbuch der Reflexzonentherapie am Fuß).

4.4 Bauch/Becken-Massage mit Rose/Sandel-Mischung (Wasser/Erde)

Eine Bauch/Becken-Massage ist bei folgenden Beschwerden sehr empfehlenswert:

- Angst vor der eigenen Weiblichkeit bzw. eigenen weiblichen Anteilen;
- Engeempfindungen im Beckenbereich;
- Verkrampfungen während der Periode;
- Leiden zwischen drängenden *Herzgefühlen* und zurückgehaltenen Tränen (s. Kap. Wasser-Erde).

Zubereitung des Massageöls:

Auf einen Teelöffel fettes Öl (Mandelöl, Jojoba(wachs)öl, Keimöl) kommen 3-4 Tropfen Duftessenz, und zwar Rose und Sandel im Verhältnis 1:2 (Rosenöl ist sehr intensiv; Damaszenerrose meist noch etwas voller, *schwerer* als die Centifolie; Sandel entfaltet sich langsamer, ist eine nachhaltige Basisnote).

Massagevorschlag:

Die üblichen Massagebedingungen werden vorausgesetzt (eine warme Atmosphäre, angemessene Lagerung u. ä. sind bei einer Aromamassage immer ein Muß), die Duftwahl ist individuell abzustimmen. Auch wenn die in der Aroma-Literatur genannte Indikationen genau zutreffen, muß das ja nicht heißen, daß gerade diese Duftmischnote jetzt behagt und also wirken kann. Alternativen zur Rose können notfalls auch Rosengeranie oder nur Palmarosa sein, evtl. auch eher die reine Melisse (Wasser/Luft). Für Sandel gibt es kaum einen Ersatz, evtl. ein mild ausgefallenes Zedernöl.

Der/die massierende Partner/in sollte das fertige Öl in den warmen Händen verreiben, um es dann sachte, aber spürbar durch ihr Auflegen auf die Bauchnabelgegend zu vermitteln. Dabei kann der/die Empfangende auf dem Rücken oder auf der Seite liegen oder auch sitzen. Während jeder Massage sich unbedingt des Wohlbefindens - dem des anderen wie des eigenen - vergewissern und gegebenenfalls entsprechende Korrekturen vornehmen! Diese Massage sollte dem Temperament der Öle angepaßt sein (Wasser/Erde). Das heißt in diesem Fall, daß die folgenden Bewegungen ruhig-fließend, ja wie ein gleichmäßiges Schöpfen aus einem tiefen Brunnen sein sollten:

Die linke Hand bleibt auf dem Bauchnabel flach und leicht liegen, während die rechte am Rücken flach zwischen Wirbelsäule und oberem Beckenrand ansetzt und dann - anfangs nur über die Haut, nach einigen Malen auch mitsamt dem beweglichen Muskelgewebe - rund um die rechte Rumpfseite bis hin zur linken Hand streicht; dann lösen sich beide ab und die linke Seite wird behandelt. So entsteht ein gleichmäßiges leichtes Schaukeln, das man ruhig erst nach 2-3 Minuten ausklingen läßt, indem die Hände wieder flach auf dem Unterbauch zum Liegen kommen. Ein gefühlvolles Kreisen schließt an, und zwar streichen die Handballen beider Hände parallel die Leistenbeuge entlang abwärts bis zum Schamhaaransatz, um dort nebeneinander langsam in der Mitte bis zur Nabellinie hochzugleiten und dann die Kreise wieder außen am oberen Leistenende zu erneuern. - Abschließen können wir eine solche einfache, aber sehr wohlige Massage, indem wir Bauch und Herz miteinander verbinden: die linke Hand liegt auf dem Mittelpunkt zwischen Scham und Nabel, die rechte am oberen Teil des Brustbeins.

4.5 Gesichtsmassage mit Neroli (Luft/Wasser)

Wirkung: entkrampfend, beruhigend, antidepressiv;
anzuwenden bei: Kopfschmerzen; verkrampfter Backenmuskulatur; Herzangst (Anginaempfinden, Tachykardie);
mit: Neroli, evtl. Bergamotte oder Lavendel (je 1 Tr.) auf der Grundlage von Jojobaöl (4-5 ml).

Massagevorschlag:

Der Empfangende liegt auf dem Rücken, für Ruhe und Wärme (Decke) ist gesorgt, der Massierende sitzt am Kopfende in bequemer Haltung. Er legt die mit Massageöl balsamierten Hände so auf die Stirn des zu Behandelnden, daß seine Daumen Richtung Nasenwurzel zeigen. Der Empfangende schließt am besten die Augen (Augenschutz und bessere Selbstwahrnehmung). Die Hände streichen nun sachte mehrere Male über Stirn und Schläfen bis zum Ohransatz aus, und zwar möglichst mit der ganzen Fläche der Handballen.

Dasselbe Ausstreichen erfolgt dann von den Nasenflügeln über die Wangen bis in die Ohrmuscheln hinein. Und ebenso großflächig streichen die Hände von den Mundwinkeln zu den Ohrläppchen hin.

Die vorrangige Region für die Neroli-Gesichtsmassage ist der gesamte Bereich der Backenknochen, der Augen, der Nasenwurzel samt Stirn (pathophysiognomische Wechselbeziehungen zu Herz, Atmung, Thymus, Hypophyse). All diese Bereiche massieren wir erst großflächig mit dem Daumenballen, dann kleinflächiger, mit der Daumenfingerbeere sanft kreisend; geübte Hände finden wie von selbst den Weg, doch kommt es auf eine spezielle Reihenfolge der zu massierenden Bereiche nicht an.

Diese Massage sollte mit einigen weiten Ausstreichungen über Ohren und Stirnhaaransatz nach ca. 10 Minuten beendet werden.

Gegenanzeigen: Nerolinunverträglichkeit (Riechprobe wie vor jeder Massage); offene Wunden, Ekzeme im Gesicht.

Achtung: manche Citrusöle (v. a. Bergamotte) erhöhen die Lichtempfindlichkeit der Haut, also kein anschließendes Gesichtssonnenbad!

4.6 Nackenmassage mit Pfefferminz (Feuer/Wasser)

Sinnvoll bei:

- Hals-, Nackenverspannungen;
- Kopfschmerzen, vom Nacken zum Hinterkopf über den Schädel zur Stirn;
- Müdigkeit, Konzentrationsmängel (lange Autofahrt);
- Grippegefühl.

Nicht sinnvoll bei:

- Menschen mit Minze-Allergie;
- Kindern unter drei Jahren;
- hohem Fieber.

Benötigt wird:

- Pfefferminzöl, kein Chinaöl! (zu scharf);
- ein Schälchen mit kaltem Wasser;

- ein Handtuch;
- evtl. ein Wollschal;
- dieses Mal kein fettes Öl (absolute Ausnahme!).

Massagevorschlag:

Der Empfangende nimmt auf einem Hocker Platz und lehnt sich bequem an den dahinterstehenden Massierenden. Dieser verreibt einen (!) Tropfen Minzöl in den Handinnenflächen und legt diese auf die Stirn des Partners oberhalb dessen geschlossenen Augen (Vorsicht). Sachte wird mehrere Male von der Stirnmitte in Richtung Schläfen ausgestrichen und dann unter den Ohren hin zum Halsrücken unterhalb des Haaransatzes. Dabei soll der Massierte den Kopf langsam nach vorne kippen lassen. Die freie Hals-Nackenregion wird nun intensiv massiert, evtl. verspannte Muskulatur wird mit wärmendem Griff durchgeknetet. Das Wasserschälchen steht bereit, und mit der Vorwarnung, daß es jetzt etwas kühl wird, werden nun einige Tropfen auf diesen Bereich geträufelt, so daß der Nacken benetzt, aber nicht triefend naß wird. Man kann es fast zischen hören ... Dann fächert, wedelt oder pustet der Massierende kräftig Luft heran (mit dem Handtuch), so daß es sich erst richtig schön eisig anfühlt. Alsdann wärmen die Hände durch großflächiges Aufliegen den Nacken wieder auf. Es ist dabei gar nicht so leicht auszumachen, ob es sich nun kalt oder schon wieder warm anfühlt. Auf jeden Fall wird in dieser so sensiblen Körpergegend für gute Durchblutung gesorgt. Wenn sie sich dann tatsächlich wieder warm anfühlt (subjektiv und objektiv oft recht unterschiedlich), dann wird nochmals Hals und Nacken entlanggestrichen, und zum Schluß erfolgt ein belebender *Abschiedsstrich* beide Arme hinab. Das hat sicher beiden Spaß gemacht. (Massierten Hals evtl. mit Wollschal warmhalten!)

4.7 Hand- /Arm-Massage mit Grapefruit und Jasmin (Luft/Wasser/Feuer)

Auch die Hände, Handgelenke und Unterarme freuen sich über eine belebend-entspannende Massage. Gerade Menschen, die Handfestes bevorzugen, oder ganz konkret Handarbeiter (*Erde*) wundern sich erst einmal, wie wohltuend eine solche Behandlung ihrer strapazierten *Werkzeuge* sein kann, schätzen sie dann aber bald sehr.

Massageöl: 5 Tr. Jasminöl und 10 Tr. Grapefruitöl auf 10 ml Aloe vera-Öl (feuchtigkeitsspendend)

Der Empfangende sitzt, beide Hände - Handinnenflächen nach oben - locker auf dem Schoß (evtl. mit Handtuch Kleidung schützen), dem Massierenden gegenüber. Für eine entspannte Raumatmosphäre ist gesorgt, die Duftölauswahl wurde gemeinsam getroffen. Der Gebende legt seine einbalsamierten, möglichst warmen Hände in die des Partners und nimmt so sachte Kontakt auf. Dann kreist er einige Male in den Handtellern und streicht zwischendurch die Innenseite der Unterarme hinauf und wieder zu den Händen hinab. Daraufhin wendet er sich der *Herzhand* zu, nimmt sie ganz zwischen seine flachen Hände. Diese beginnen nun, sanft und allmählich kräftiger wie zwei Scheiben zu kreisen, erst mit den Handflächen, dann mit den Handballen. Das erwärmt den Empfangenden wie den Gebenden, denn viele Reflexzonenbereiche werden so gut angeregt, und der ganze Mensch fühlt sich als Einheit angesprochen. Dieses Massieren mit den Handballen kann auf bestimmte Teile der Hände und auch des Unterarms konzentriert werden, innen wie außen. Nun noch etwas besonders Angenehmes: Vorsichtig werden die einzelnen Finger *lang*gezogen, einer nach dem anderen, und danach mit Daumen und Mittelfinger die einzelnen *Schwimmhäute* ausgestrichen. Nach alledem wird kurz an dieser Hand innegehalten und die Griffe dann an der rechten Hand samt Unterarm wiederholt.

Eine solche Massage mit Jasmin und Grapefruit hat etwas anregend Verführerisches, ... wenn Sie wollen.

4.8 Unterleibsmassage mit Fenchel und Schafgarbe (Erde/Luft)

Die blähungstreibenden Kräfte des Fenchels sind sicher hinlänglich bekannt, weniger jedoch die entkrampfende Wirkung des Schafgarbenöls, das gerne als Massageölzusatz bei schmerzhaften Periodenblutungen (*Erde - mater* - Gebärmutter/*Blut - sanguis* - Luft) verwendet wird.

Und so könnte eine entkrampfende Aroma-Massage des Unterleibs aussehen:

Der Massierende ölt sich die Hände mit etwas Mandelöl ein und gibt je 1 Tr. Fenchel- und Schafgarbenessenz hinzu, verreibt dies Aroma in den Händen und läßt den Partner die Geruchsprobe machen. Akzeptiert? Oder bedarf es irgendeiner Ergänzung? Ein Tropfen Lemongras vielleicht?

Dann werden die (hoffentlich warmen) Hände auf den strapazierten Bauch gelegt. Sachte und behutsam fühlt man sich ein und beginnt dann, langsam im Uhrzeigersinn den Unterleib zu *umkreisen*. Tempo und Intensität fragt man ab: Ist es so recht, oder soll es kräftiger sein? Nun ist die Aromamischung schon ins Gewebe eingedrungen und sucht sich ihren besten Wirkungsort. Die entspannende *Lösung* solchen Tuns kann man noch verstärken, indem man - Handballen zur Bauchmittellinie hin - sanft nach außen ausstreicht, und zwar mit beiden Hände gleichzeitig. Jede der Bewegungen kann ruhig 5-10 mal erfolgen, so daß die Massage ca. 5 Minuten dauert. Sie kann bei Bedarf mehrmals wiederholt werden.

5. Möglichkeiten einer *Elementen-Therapie* im Umfeld ganzheitlicher Heilkunde

In den ersten drei Kapiteln dieses Buches habe ich angedeutet, daß ich eine Elementen-Therapie nicht nur auf die Aromatherapie ausgerichtet verstanden wissen will. So würde ich mich freuen, wenn Sie, werter Leser, der Sie sich auch ganz anderen Heilmethoden zuwenden, dieser Arbeitsweise offen begegnen würden. Es ist den Versuch wert, in Anamnese und Diagnose, in der Wahl der Heilmethode bzw. des Heilmittels und in der Beobachtung des Heilprozesses den Aspekt einzubeziehen, ob und wie temperamentbezogene Entscheidungen stimmig und hilfreich sein können.

Wir können aber noch weitergehen, wenn wir wirklich *ganzheitlich* gesinnt arbeiten und uns in der therapeutischen Arbeit selbstkritisch wahrnehmen wollen. Wenn wir Menschen auf ihrer *Reise* um den Elementen-Kreis heilsam ein Stück begleiten, kann nur ein *Blick in den Spiegel* uns bewußtmachen, wo wir als Therapeuten selbst stehen, welche *elementaren* Themen bei uns gerade dran sind, also auf welche Elementen-Konstellation mit ihrer besonderen Offenheit bzw. Verschlossenheit der Ratsuchende eben trifft.

Es soll uns nicht wundern (bzw. es ist einfach grundlegend zu wissen, für Patient wie Therapeut), daß bestimmte Kombinationen der Beiden bestimmte Heilmittelwahlen bedingen und wiederum deren Heilerfolg oder Mißerfolg mit verursachen. Wenn da zwei reine *Luft*-Menschen zusammenkommen, werden sie sich so gut wie nie - mag es *erdhafteren* Menschen noch so auf der Hand bzw. im Indikationenverzeichnis vorliegen - auf Anwendungen wie Moorpackungen, Heilerdetrunk oder eine total geregelte Wochendiät einlassen. Sie müssen schon etwas mit leichterer Energie zu tun haben, Luft, Licht, Bewegung werden irgendwie in die *Rezepte* einfließen (Atemtherapie, Tanz u. ä.) oder sie sind ganz entmaterialisiert (Visualisation, Gespräch, Hochpotenz-Homöopathie).

Häufig lebt der Therapeut in der Patientenarbeit auch das mit aus, was er selbst elementar braucht. Es ist nun mal häufig so, daß der jeweilige Patient eine *passende* Aufgabe darstellt, deren Lösung auch für den Therapeuten heilsam auf seiner eigenen Lebensreise sein kann. Wenn er weiß, was er tut, dann wird es wohl nicht zu den hinderlichen gegenseitigen Problemübertragungen kommen. Doch erkennt der Therapeut nicht, daß er in das Kranksein des anderen beispielsweise einen unterdrückten Feuerprozeß hineininterpretiert, nur weil der gerade so vehement bei ihm selbst glüht, oder nimmt er nicht rechtzeitig wahr, wie die Trauertränen anstecken und er nun gefühlsmäßig selbst nah am Wasser gebaut steht, so könnte das dann fatal sein, wenn beide in ihrem Temperamenten-Thema festsitzen. Dann kann weder die beste Heilmittelkur noch die eingeübteste Heilmethode heilsam sein. Immer und immer wieder an sich selbst zu arbeiten ist für jeden Therapeuten also unerläßliche Aufgabe!

Interessant ist, daß die Elementen-Perspektive ja schon seit geraumer Zeit in die unterschiedlichsten Heilweisen Einzug gehalten hat. Zuerst fällt mir die Homöopathie ein (sogenannte *personotrope Medizin*, s. Literatur-Kap. 7.2). Das Viererschema der *alten* Humoralpathologie ist in Aschners Konstitutions-Therapie (s. Literatur-Kap. 7.2), in Riemers Grundtypenlehre (s. Literatur-Kap. 7.3), in Rudolf Steiners Waldorf-Pädagogik (s. Literatur-Kap. 7.3) und vor allem auch in der von C. G. Jung geprägten psychoanalytischen Therapie eine Basis, pathologische Grundmuster zu erkennen und entsprechende Heilwege zu finden (Kap. 7.3). (Auch die sogenannte *Astrologische Medizin* bedient sich, schon seit etwa tausend Jahren, der Zusammenhänge von Gestirnen, Elementen und ihren Beziehungen zu den Krankheiten). Doch scheinen die jeweiligen Erfahrungen nicht ernst genug genommen zu werden, sind doch sehr selten temperamentspezifische Konzepte in der neueren Therapieliteratur zu finden. So möchte ich Mut machen, sich mit phantasievoller Intuition auf die *Innen- und Außenwelt* der Elemente einzulassen. Ein gutes Beispiel sind vier Autorinnen aus psychotherapeutischen Berufsfeldern, die sehr beeindruckend eine elementenbezogene Bearbeitung der Träume ihrer Klienten beschreiben (s. Literatur-Kap. 7.3).

So meine ich:
Die *Elementen-Therapie* kann wahrhaftig ein wichtiger Beitrag innerhalb einer traditionsbewußten, modernen Heilkunde sein!

6. Zitatenanhang

Zu Kapitel 1.1

aus: Georg Harig: Das Medizinische System Galens. Berlin 1974. S. 179 f.

„In Übereinstimmung mit seinen physiologischen Vorstellungen, denen zufolge jeder menschliche Körper eine nur ihm eigentümliche Krasis (= Mischung der Säfte bzw. Elemente; Anm. d. Verf.) aufweist, verlangt Galen, daß man in der Therapie von der Physis des Patienten auszugehen habe, eine Forderung, die darin gipfelt, daß jeder Mensch seine eigene Therapie haben muß, d. h., daß eine Therapie nur dann erfolgreich sein kann, wenn sie streng individuell ist.

Die Grundlage der Therapie habe daher eine Methode zu bilden, mit deren Hilfe die jeweiligen Naturen der verschiedenen menschlichen Körper erkannt werden können und die seiner Überzeugung nach nur auf der Grundlage der hippokratischen Vierelementen- und Viersäftelehre zu realisieren ist. Erst die aus diesen Lehren resultierenden Kenntnisse erlauben die Bestimmung der im konkreten individuellen Fall notwendigen und einzig passenden Heilmittel.

Eine weitere Aufgabe der Therapie sieht Galen schließlich in der Erhaltung der Gesundheit, in der prophylaktischen Fürsorge, deren Bemühungen dahin gehen, dem Körper die Substanzen zuzuführen, die die gleiche Zusammensetzung wie der menschliche Körper haben, da dieser ja vom Gleichen ernährt und vermehrt, vom Entgegengesetzten aber geschädigt und getötet wird.

Die Therapie krankhafter Zustände dagegen besteht in der Verordnung des Entgegengesetzten, eine Vorstellung, die in dem berühmten Grundsatz contraria contrariis (Gegensätze gegeneinander; Anm. d. Verf.) ihren Ausdruck gefunden hat.

Dieses prophylaktische Vorgehen, das somit für Galen neben der eigentlichen Behandlung von Krankheiten zum Bestandteil der Therapie wird, hat seiner Ansicht nach in der praktischen Therapie, zeitlich gesehen, vor der Krankenbehandlung den Vorrang, wird doch durch entsprechende gesundheitsfördernde Maßnahmen die wichtigste Heilkraft, nämlich die Natur selbst, unterstützt. Da nun die Natur, wie schon angedeutet, nur durch das Gleiche eine Unterstützung bekommen kann, erfolgt dieser Teil der Galenischen Therapie nach dem Grundsatz similia similibus (Ähnliches mit Ähnlichem; Anm. d. Verf.). Es handelt sich dabei indessen, und das sei ausdrücklich festgehalten, nicht um die eigentliche Therapie der Krankheit als solcher, d. h. um die Therapie im engeren Sinne. Sie wurde streng nach dem Grundsatz contraria contrariis gehandhabt."

Zu Kapitel 1.2

Aus: Hippokrates: Über die Natur des Menschen. In: Antike Heilkunst. Leipzig, 1986. Kapitel 7.

„Im Menschen nimmt der Schleim im Winter zu; denn von den im Körper enthaltenen Substanzen entspricht dieser am meisten der Natur des Winters: denn er ist am kältesten. Ein Beweis dafür, daß der Schleim am kältesten ist: wenn du Schleim, Galle und Blut berühren willst, so wirst du finden, daß der Schleim am kältesten ist; und doch ist er am zähesten, und er bedarf nach der schwarzen Galle der größten Gewaltanwendung, um herausgebracht zu werden; alles, was durch Gewaltanwendung in Bewegung kommt, wird wärmer, da es dem Druck der Gewalt ausgesetzt wird; aber dennoch erweist sich der Schleim auch angesichts aller dieser Gegebenheiten infolge seiner Natur als die kälteste Substanz. Daß aber der Winter den Körper mit Schleim füllt, kann man wohl an folgendem erkennen: die Menschen bringen beim Spucken und Schneuzen im Winter die schleimigste Substanz heraus, auch treten die weißen Geschwülste und die übrigen mit Schleimabsonderungen verbundenen Krankheiten am ehesten in dieser Jahreszeit auf.

Im Frühling ist der Schleim im Körper noch stark, und das Blut nimmt zu; denn die Kälte läßt nach, und der Regen kommt hinzu, das Blut aber nimmt infolge des Regens und infolge der warmen Tage zu; denn von den Bedingungen des Jahres entsprechen diese seiner Natur am ehesten; denn es ist feucht und warm. Man kann es wohl an folgenden Gegebenheiten erkennen: Die Menschen werden besonders im Frühling und im Sommer von Ruhrerkrankungen befallen, aus der Nase fließt ihnen Blut, und sie sind sehr warm und gerötet; im Sommer behält das Blut noch seine Stärke, die Galle steigt im Körper an und bewahrt diesen Zustand bis zum Herbst; im Herbst wird das Blut gering; denn der Herbst ist seiner Natur entgegengesetzt; die Galle beherrscht den Körper im Sommer und im Herbst. Das kann man auch an folgenden

Gegebenheiten erkennen: Die Menschen erbrechen zu dieser Zeit von selbst Galle, und beim Einnehmen von Heilmitteln werden sie von besonders gallehaltigen Substanzen gereinigt; dies wird auch an den Fiebern und an der Hautfarbe der Menschen deutlich.

Der Schleim ist im Sommer im Vergleich zu seinem sonstigen Auftreten am schwächsten; denn die Jahreszeit ist seiner Natur entgegengesetzt, da sie trocken und warm ist.

Das Blut aber erreicht während des Herbstes im Menschen die geringste Menge; denn der Herbst ist trocken und beginnt bereits den Menschen abzukühlen; die schwarze Galle aber tritt während des Herbstes in der größten Menge und Stärke auf.

Wenn aber der Winter anbricht, nimmt die Galle infolge ihrer Abkühlung ab, und der Schleim vermehrt sich wiederum durch die Menge der Regenfälle und durch die Länge der Nächte.

Der Körper des Menschen enthält nun alle diese Substanzen für immer, infolge des Wechsels der Jahreszeit werden sie aber im Vergleich zu ihrer durchschnittlichen Menge bald mehr und bald weniger, jede einzelne an ihrer Stelle und ihrer Natur entsprechend. Wie nämlich das Jahr in seiner Gesamtheit an allem Anteil hat, am Warmen, Kalten, Trockenen und Feuchten - denn nichts könnte wohl auch nur eine gewisse Zeit ohne alles das, was in diesem Kosmos vorhanden ist, fortdauern, vielmehr würde wohl, falls eines ausbliebe, alles verschwinden; denn alles besteht aufgrund derselben Notwendigkeit und erhält, eines von dem anderen, Nahrung -, so könnte wohl auch der Mensch, falls eine dieser den Menschen ausmachenden Substanzen aus ihm verschwände, nicht leben. Es herrscht aber im Jahr bald der Winter vor, bald der Frühling, bald der Sommer und bald der Herbst; so herrscht auch im Menschen bald der Schleim, bald das Blut, bald die Galle, zunächst die gelbe und dann die sogenannte schwarze. Es gibt dafür einen ganz deutlichen Beweis: Wenn man demselben Menschen viermal im Jahr dasselbe Mittel verabreichen will, so wird er im Winter ganz schleimige, im Frühling ganz feuchte, im Sommer ganz gallige und im Herbst ganz schwarze Substanzen erbrechen.“

7. Bibliographie

7.1 Alte europäische Heilkunde (1. Jh.-15. Jh. n. Chr.)

Empedokles: Über die Natur. In: Antike Heilkunst. Hrsg.: Kollesch, Jutta und Nickel, Diethard, Leipzig 1986.
Galenus: Opera omnia. Hrsg. Kühn, C. G., Leipzig 1821-1833.
Galenus: Über die Lehrmeinungen des Hippokrates und des Platon. In: Antike Heilkunst.
Galenus: Über Mischung und Wirkung der einfachen Heilmittel. ebd.
Harig, G.: Das Medizinische System Galens. Berlin 1974.
Herget, H. F.: Konstitution-Disposition-Diathese. Teile 1-3. In: Acta Biologica, Gießen 1989/1990.
Hippokrates: Buch von den Säften. Hrsg.: Kühn C. G., Leipzig o. J.
Hippokrates: Über die Natur des Menschen. In: Antike Heilkunst.
Hippokrates: Über Luft, Wasser- und Ortsverhältnisse. In: Antike Heilkunst.
Paracelsus: Sämtliche Werke. Hrsg. K. Sudhoff, München/Berlin 1929.
Rothschuh, K.: Konzepte der Medizin in Vergangenheit und Gegenwart. Stuttgart 1978.
Schipperges, H.: Der Garten der Gesundheit. München/Zürich 1985.

7.2 Elementen-Vorstellungen aus alten Traditionen bis in die moderne westliche und östliche Heilkunde

Aschner, B.: Lehrbuch der Konstitutionstherapie. Heidelberg 1961.
Buber, M./Rosenzweig F.: Die fünf Bücher der Weisung. Heidelberg 1976.
Connelli, D. M.: Traditionelle Akupunktur. Das Gesetz der fünf Elemente. Heidelberg 1987.
Dorcsi, M.: Medizin der Person. Heidelberg 1970.
Gleditsch, J. M.: Reflexzonen und Somatotopien. München 1983.
Law, V./Frawley D.: Die Ayurweda Pflanzen-Heilkunde. Durach 1988.
Nöcker, R. M.: Heilerde. München 1985.
Rasche, J.: Prometheus. Zürich 1988.
Rauch, E.: Blut- und Säftereinigung. Heidelberg 1983.

Rauch, E.: Heilung der Erkältungs- und Infektionskrankheiten durch natürliche Behandlung. Heidelberg 1984.
Schärli, O.: Werkstatt des Lebens. Aarau 1991.
Schmeer, E. H.: Homöopathie - Psychosomatik - Paramedizin. Leer 1982.
Seifert, Theodor.: Weltentstehung. Zürich 1986.
Sun Bear u. Wabun: Das Medizinrad, eine Astrologie der Erde. München 1984.
Szekely, E. B.: Das Evangelium der Essener. Südergellersen 1988.
Tegtmeier, R.: Die heilende Kraft der Elemente. Freiburg 1986.
Wilhelm, R.: I Ging. Das Buch der Wandlungen. Düsseldorf/Köln 1960.

7.3 Die vier Elemente in der Psychologie

Anderten K. u. a.: Die vier Elemente im Traum. Düsseldorf 1993.
Heinrich, R. und Hering, W. (Hrsg.): Erziehung zur Freiheit. Stuttgart 1990.
Jung, C. G.: Gesammelte Werke. Olten 1973-85.
Maslow, A. H.: Psychologie des Seins. München 1973.
Riemann, F.: Grundformen der Angst. o. O. 1989.
Rohr, R./Ebert A.: Das Enneagramm. München 1992.
Theweleit, K.: Männerphantasien. Bd. 1. Reinbek 1980.

7.4 Die Elemente in der Welt der Dichter und Denker

Ausländer, R.: Der tiefe Kelch der Lust. In: Arnold H. L.: Allerleilust. Frankfurt 1985.
Bonhoeffer, D.: Widerstand und Ergebung. München 1951.
Brecht, B.: Die Gedichte von B. Brecht in einem Band. Frankfurt 1981.
de Saint-Exupery, A.: Der kleine Prinz. Düsseldorf 1956.
Gnettner, I.: Phantasielandschaften. Freiburg 1985.
Goethe, J. W.: Werke. Hamburg 1982.
Gollwitzer, G.: Botschaft der Bäume. Köln 1984.
Heine, H.: Sämtliche Werke in 2 Bänden. München 1978.
Hesse, H.: Die Kunst des Müßiggangs. Frankfurt 1973.

Hesse, H.: Siddhartha. Frankfurt 1953.
Kästner, E.: Lyrische Hausapotheke. Zürich 1986.
Mistral, G.: Gedichte. Darmstadt 1958.
Mörike, E.: Sämtliche Werke. München 1976.
Novalis: Werke. München 1981.
Pirsig, R. M.: Zen und die Kunst ein Motorrad zu warten. Frankfurt/Main 1974.
Poignant, R.: Ozeanische Mythologie. Wiesbaden o. J.
Rinser, L.: Reden über das eigene Land. München 1987.
Zink, J.: Nebellandschaften. Freiburg 1986.

7.5 Meine Lieblings-Bücher zu den ätherischen Ölen/Duftpflanzen

Fischer, S.: Medizin der Erde. München 1984.
Fischer-Rizzi, S.: Himmlische Düfte. München 1989.
Fischer-Rizzi, S.: Poesie der Düfte. 1989. (Vergriffen)
Heinz-Mohr, G./Sommer V.: Die Rose. München 1988.
Kettenring, M. und T.: Paradies Aromaküche. Isny 1989.
Krahl, G./Riepe A.: Wonnestunden. Reinbek 1990.
Madaus, G.: Lehrbuch der biologischen Heilmittel. Hildesheim/New York 1976.
Plenzat, F.: Duftende Pflanzen in Garten und Haus. Frankfurt 1987.
Rieder, B./Wollner F.: Duftführer. Börwang 1992.
Tisserand, M./Jünemann, M.: Zauber und Kraft aus Lavendel. Durach 1989.

7.6 Empfehlenswerte Bücher zu Massagen

Fischer-Rizzi, S.: Aroma-Massagen. München 1993.
Lidell L. u. a.: Massage. München 1986.
Marquardt, H.: Fußreflexzonen-Arbeit. Lehrbuch, Stuttgart 1993.

7.7 Bildnachweis

Reprographien vom Institut für Geschichte der Medizin, Berlin:

1. Kräuterbehandlung im Mittelalter aus:

Kinney, Loren Mac: Medical Illustrations in Medieval Manuscripts. (Publications of the Welcome Medical Library). Neue Serie, Bd. 50. London 1965.

1. Viererschema der Zuordnungen von Säften, Qualitäten, Elementen;
2. Das Neuplatonische Kosmosbild und Mikrokosmos Mensch;
3. Antike Diätvorschriften aus:

Rothschuh, K. R.: Konzepte der Medizin in Vergangenheit und Gegenwart. Stuttgart 1978.

Mit freundlicher Genehmigung des Verlages Artemis & Winkler:

1. Elementen-Schema;
2. Gewinnung von Balsam aus:

Schipperges, H.: Der Garten der Gesundheit. München/Zürich 1985.

Anmerkung 1: Die Poesie in den Duftbild-Kapiteln stammt vom Autor.

Anmerkung 2: Zitat: Schaal, Benoist: Wissenschaftliche Untersuchungen. Paris 1992. In: Berliner Tagesspiegel 24.11.1992.

Aus unserem Verlagsprogramm

AA 1000 **Althoff, Jürgen,** Prüfungsvorbereitung für Heilpraktiker
Kompaktwissen Medizin
Nachdruck der 2. Aufl., 1993
128 S., kart., ISBN 3-921229-51-0 — 48,00 DM

AA 1001 **Asbeck, Friedrich,** Naturmedizin in Lebensbildern
Ernährungsreformer, Biologen und Ärzte weisen die Wege
344 S. mit 104 Abb., Leinen, ISBN 3-921229-10-3 — * 42,00 DM

AB 1003 **Boericke, William,** Homöopathische Mittel und ihre Wirkungen
Materia Medica und Repertorium
Übersetzt von Margarethe Harms
Nachdruck der 4. Aufl.
960 S., Efalin, ISBN 3-921229-74-X — * 140,00 DM

AB 1005 **Boericke, William,** Homöopathische Mittel und ihre Wirkungen
Sonderausgabe Materia Medica (ohne Repertorium)
Im Taschenbuchformat, 11x18,5 cm, 1. Auflage 1992
560 S., Efalin, ISBN 3-921229-54-5 — * 82,00 DM

AB 1004 **Boericke, William,** Homöopathische Mittel und ihre Wirkungen
Materia Medica und Repertorium
Studienausgabe des Nachdrucks der 1. Aufl. in 2 Bänden
Beide Bände nur zusammen lieferbar. Leinen, Printed in India
Band 1: Materia Medica = 608 S.
Band 2: Repertorium = 398 S. — zus. 78,00 DM

AH 1017 **Harms, Margarethe** (Hrsg), Grippemittel der Homöopathie
nach Bhatia, Boericke, Borland, Tyler u.a.
215 S., kart., ISBN 3-921229-43-X — 34,00 DM

AS 1011 **Schmeer, Ernst H.,** Homöopathie - Psychosomatik - Paramedizin
Grundriß einer physiognomischen Medizin
80 Seiten, kart., ISBN 3-921229-31-6 — 27,00 DM

AS 1010 **Schlegel, Emil,** Heilkunst als Weltmitte
Grundriß einer physiognomischen Medizin
80 Seiten, kart., ISBN 3-921229-08-1 — 17,00 DM

Neuerscheinung

AR 1040 **Repschläger, Gerhard,** Boericke-Brevier
664 S. + Ergänzungsheft, Efalin, ISBN 3-921229-80-4 — 50,00 DM

In Vorbereitung

AB 1010 **Bollschweiler, Robert,** Musik und Graphologie
Musikerhandschriften aus der Romantik
ca. 120 S., mit Schriftbeispielen, ISBN 3-921229-56-1 — ca. 24,00 DM

AF 1020 **Finkel, Maurice,** Kampf dem Krebs
Aus dem Englischen übersetzt von Margarethe Harms — ca. 18,00 DM

* Titel unterliegen der Preisbindung